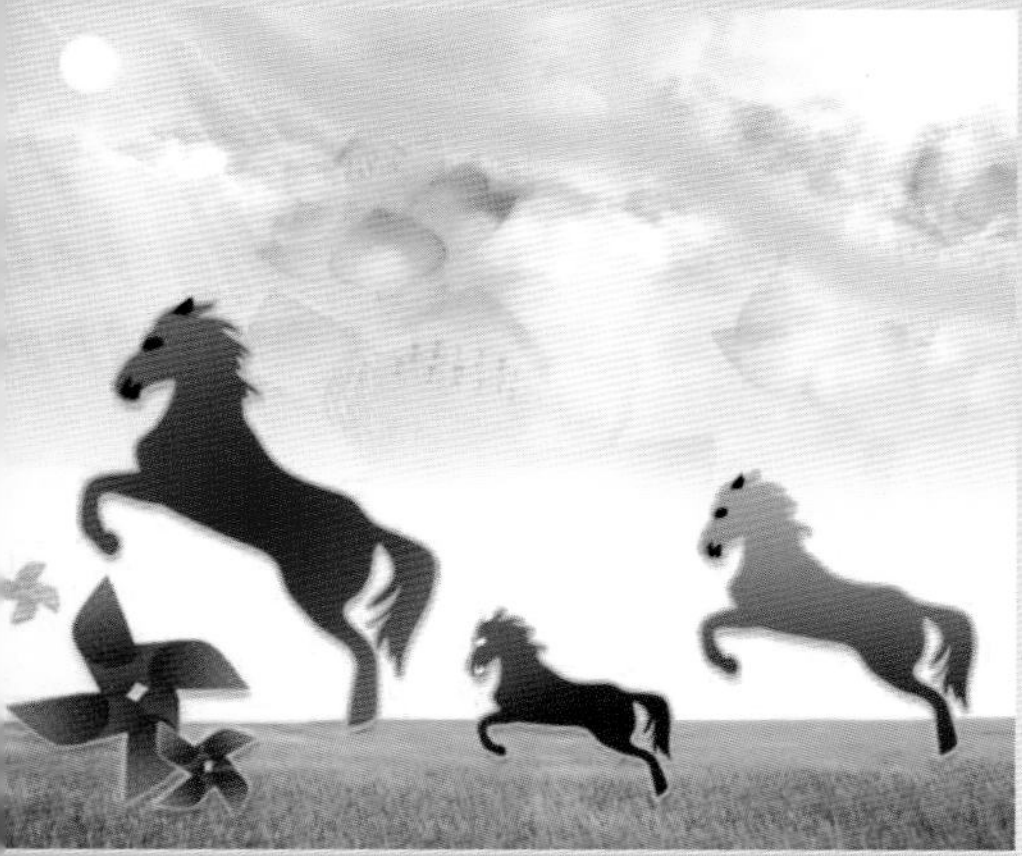

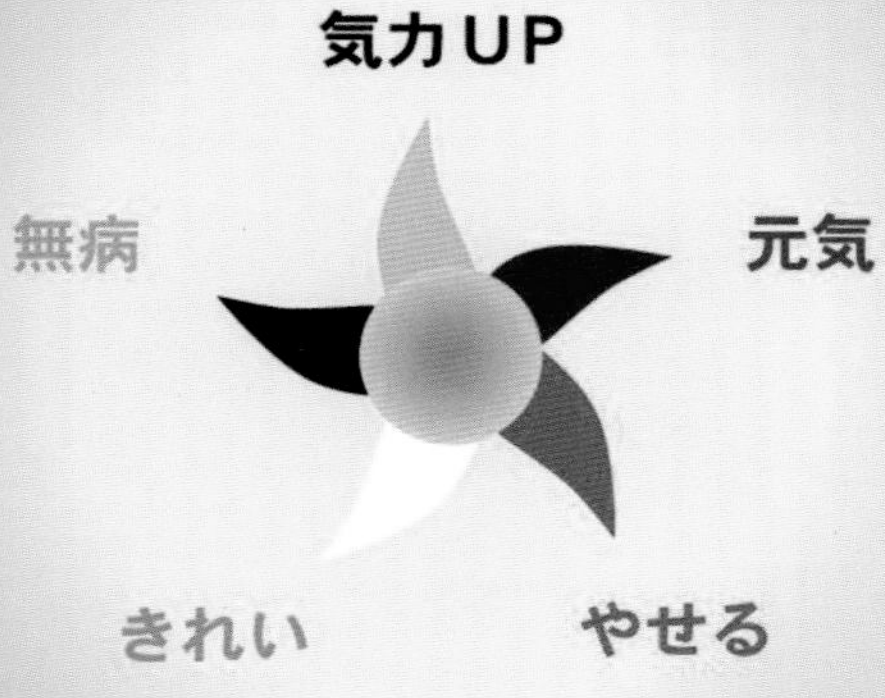

秋

冬

春

長夏

夏

気力UP

無病　　　　　　　　元気

きれい　　　　　やせる

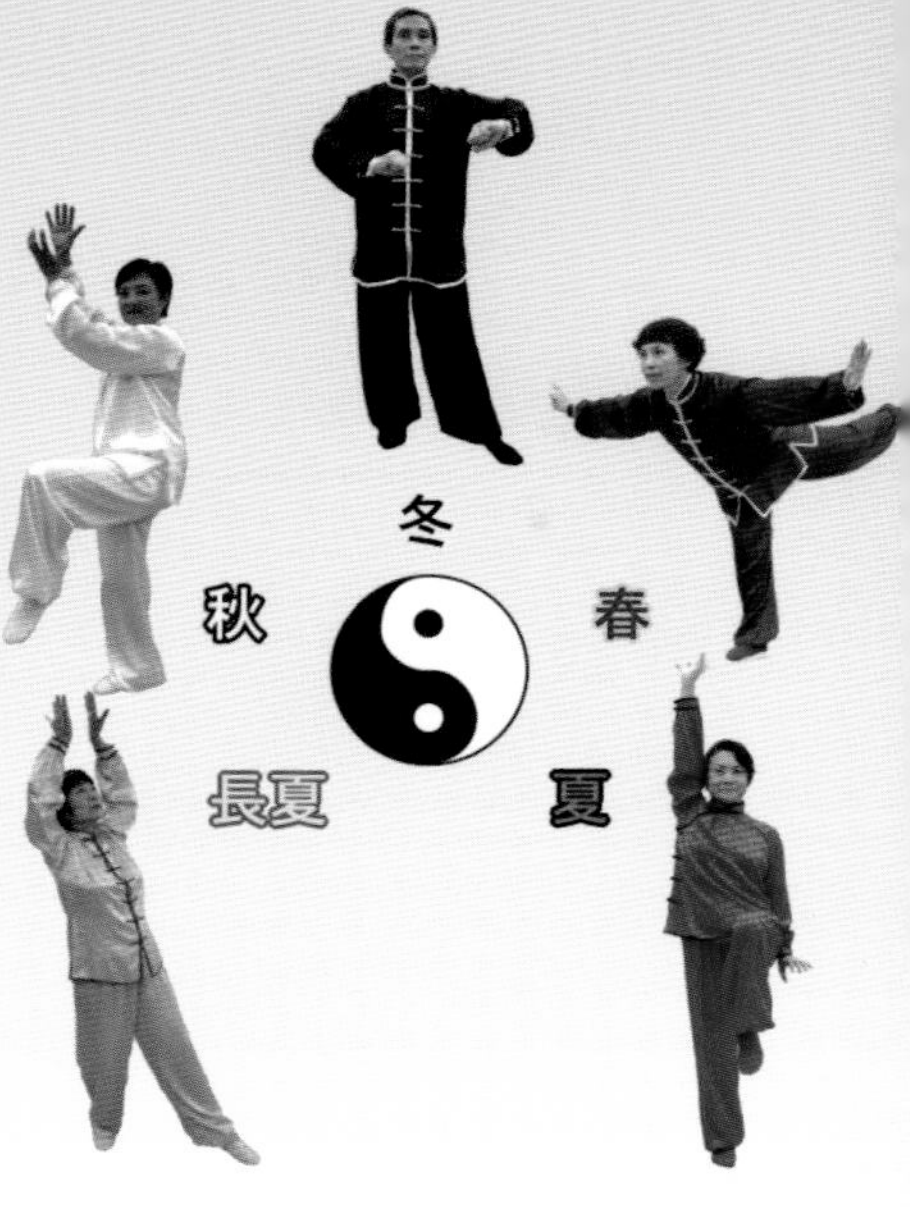

世界医学気功学会 優秀賞授賞!!

中国少林気功センター

http://www.shinkoukikou.jp/

気功療法

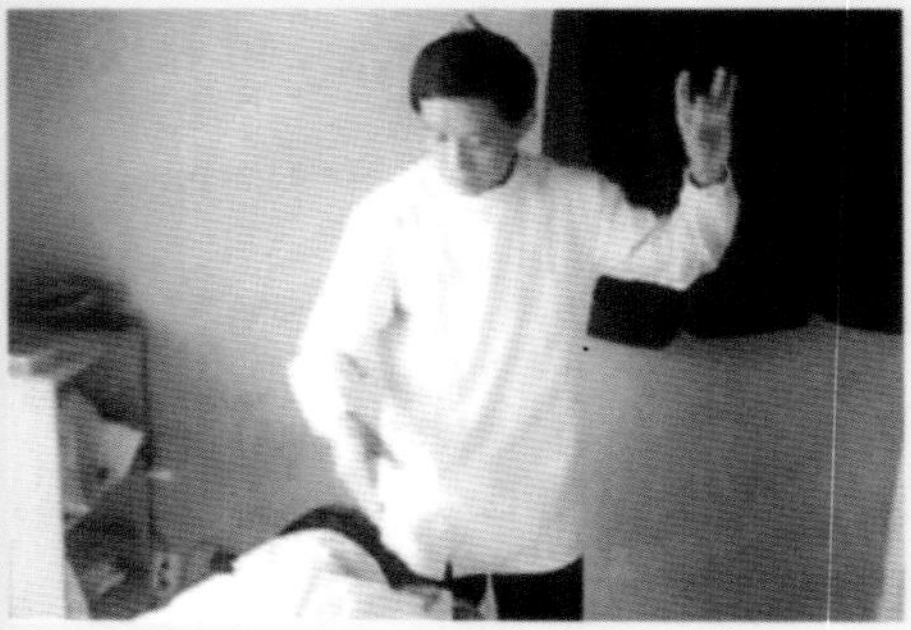

気功整体

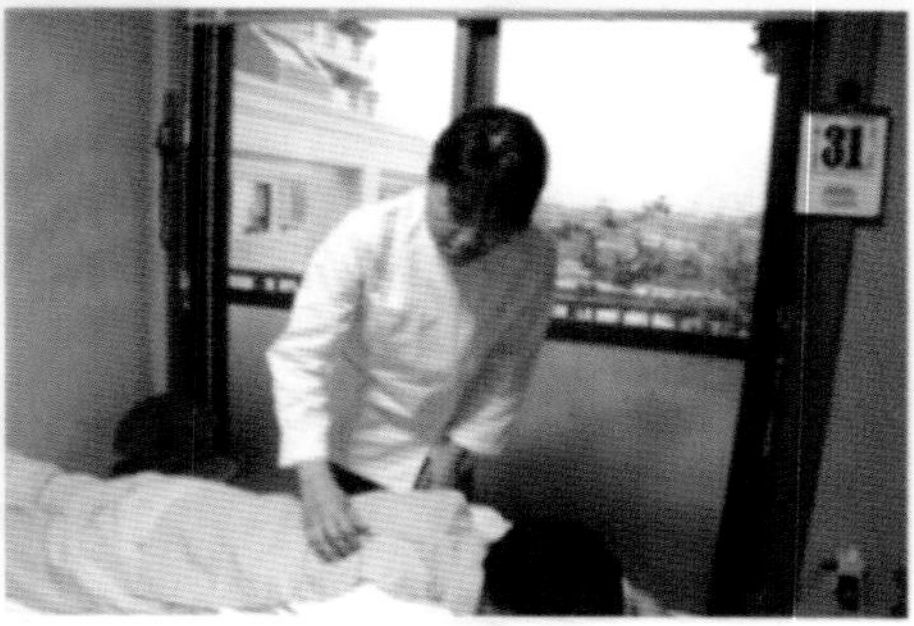

気功療法

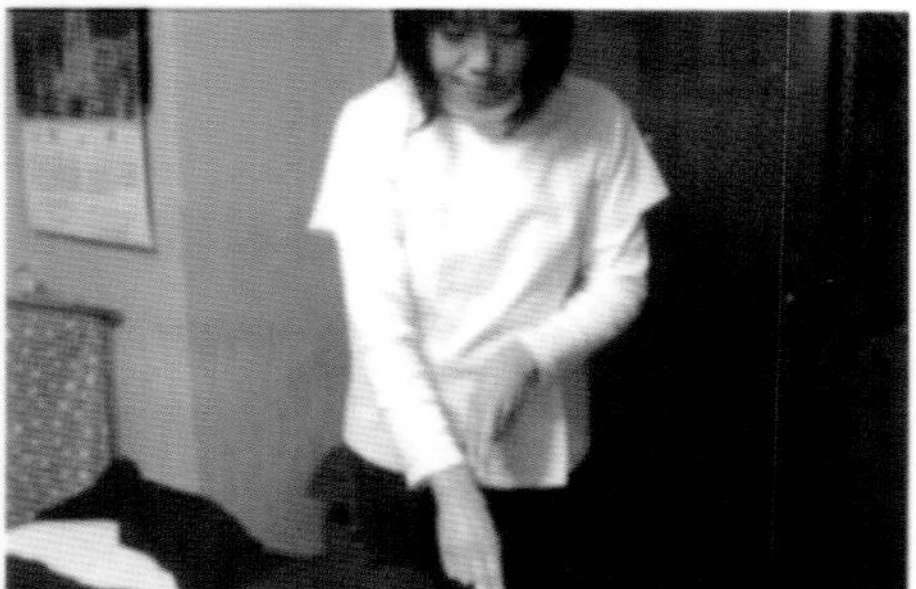

お試しコース無料

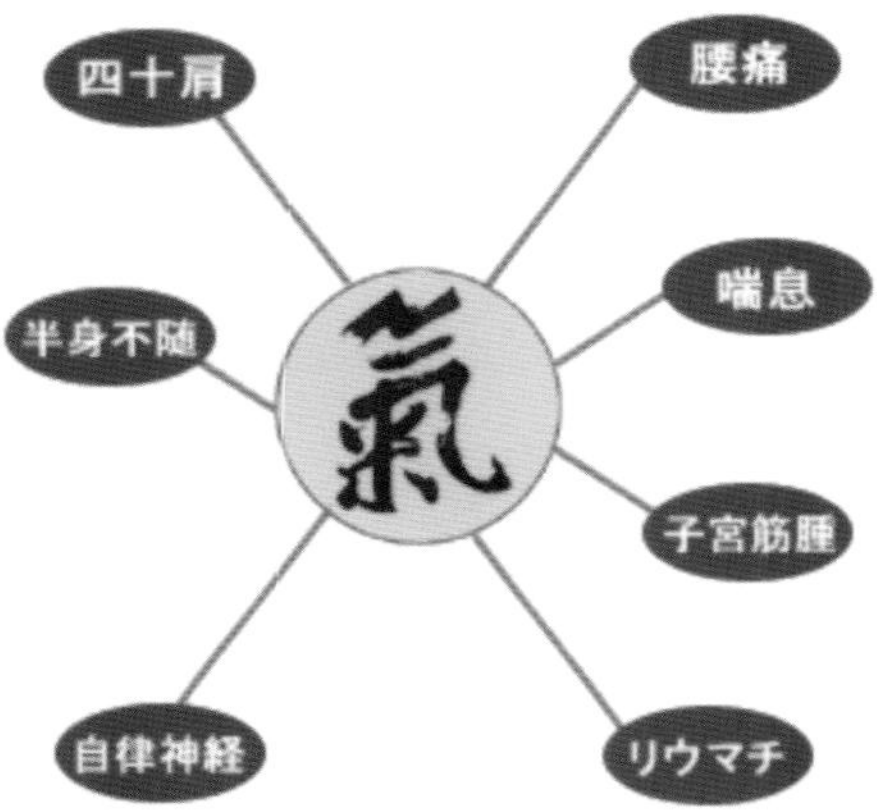

中国少林気功センター

http://www.shinkoukikou.jp/

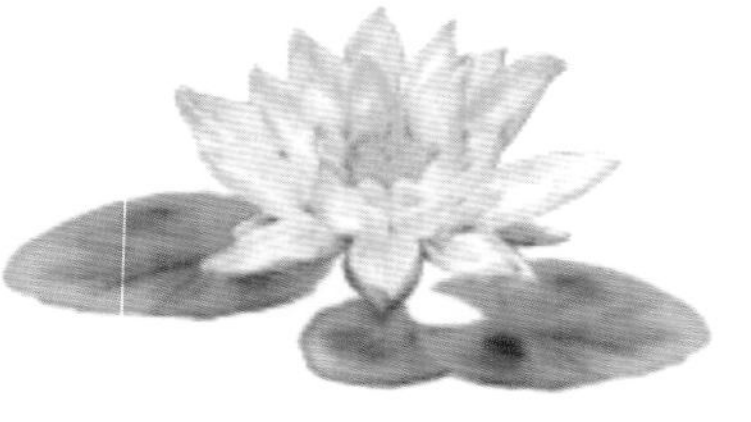

健康と未来は気功で変わる

中国少林気功センター理事長
沈　立君

風詠社

はじめに

気功は素晴らしい中国古代からの延命長寿の健康法です。誰もが自分の人生は健康で幸せに長く生きたいと願っています。しかし、地球の温暖化により、全世界が不安定な状況におかれていま す。自分で自分の体を守り、さらに人を助ける、皆さんの免疫力を上げることが重要になってきます。今、世界は、自然災害が多いので、例えば、地震、ハリケーン、台風、黄砂、洪水、火山の噴火、周りの電磁波など、さまざまな災害が私たちに押し寄せています。この時代は、自身の防衛力を強化し、外部の六淫及び内部の七情などの影響を受けることなく、さらにウィルスに感染しにくい体質を作ることが大事です。

誰も生老病死の科学的な規律を超えることはできません。しかし、気功で人体の細胞を修復することはできます。したがって人々はより長く健康で生きることができます。人生は、生まれたときは白紙のように清白無汚点、しかし成長するにしたがって、様々な原因でストレスを受けます。怪我、病気など順風満帆ではなく、波乱万丈でもなく、事実としてどんな人でも自分の人生はひとつのドラマのようなのです。自分の人生の舞台では、よい主人公になって、人々を感動させることが大事です。私は、自分に対して厳しいです。いつも生徒さんたちに話します。〝待っていてはいけない〟中国の名言「不進規退」、意味は「人間の人生は逆流の川の中では自分で木の船に乗って一生懸命に漕ぐ、もし漕がなければ、どんどん流されてしまいます。だからこそ、自分の夢を実現するための目標を計画し、実行すれば、きっと皆さんは幸せな人生を送ることができます。」

私は長く気功教室の運営、気功療法の研究で、さまざまな難病患者さんの苦しみ、生徒さんたちの不調などを治してきました。私はいつも患者・生徒さんたちの立場を考えています。もし、私自身がこの病気になった場合はどうなるか、患者さん・生徒さんの不調を自分の病気のように考えます。全身全霊で正しい方法を全面的に分析し、総合的気功療法を計画し、教える方法を詳細に事前準備すれば、きっと、事半功倍、つまり自分の力は半分で効果は倍になります。中国の名言があります。「有志者事竟成」、つまり強い意志を持てば、目的は必ず達成します。まさに気功の練習の3つのポイントの中で、大事なことの1つは良いイメージを持つことなのです。

この本では、皆さんの関心事を詳細に説明します。例えば季節により食べ物が違います。どんな食べ物を食べれば五臓六腑が癒されるか、どんなものを食べれば病気を予防できるかなど、食べ物と五行学説は、密接な関係があります。例えば春は何色の食材を食べると関連する五臓六腑にプラスになるか、何と何を一緒に食べてはいけないかなど。また、私は長年気功療術士として、様々な難病に挑戦し、多くの患者さんの命を救ってきました。西洋医学にはない、この気功の分野は病気回復に大いに役立っています。ただし、気功は万能ではありません。しかし、正しく冷静な心で病気と向き合い、総合的に判断すれば気功療法は病気の改善に最も有効な方法です。気功健康法は五行学説、風水学説、陰陽学説などがあり本書の中で述べられています。

人間が生きる目的は自分一人の幸福ではなく、一人でも多くの人々が健康で幸せに、この地球村で安心安全な生活を送ることであり、自然的無心や安心のうえに天地人一体になることができるのです。

この本がさまざまな境遇の皆様の健康に役立つならば私にとってこれ以上の幸せはありません。

目次

はじめに……3

第一章　四季養生法……13

病気になる原因　13

１００歳まで生きる時代（食材と五臓、五季などの関係）　15

春編

A．二十四節気の名前の説明…16／B．春の食べ物と五臓、五色、五行の関係…17／C．春の養生と注意点…18／D．花粉症の呼吸系統のツボの案内（図面）（足・手）…20

夏編

A．夏の天気の特徴（五行と六淫の関係）…21／B．世界の四大料理および中国料理の特徴とポイント…22／C．夏季の食べ物と養生の注意点…23／D．夏季においしい解熱・解毒の一品、薬膳スープの紹介…24／E．夏季に安定した気持ちで過ごせる簡単な気功を紹介…26

第二章　気功療法の実践……28

(1)パーキンソンの症状　29
(2)大腸癌第4ステージ　30
(3)不可能なことが可能になった　32
(4)38歳の女性、体外受精を失敗し、気功療法で赤ちゃんが生まれました　32
(5)ぎっくり腰が1回で治った！　34
(6)首のしこりが完全に消えました！　34
(7)40年間悩んだ腰痛も改善！　35
(8)腸閉そくを克服！　人生ますます楽しみ！　36
(9)苦しかったうつ状態……今は毎日が楽しい！　36
(10)長年の不眠症から解放され、熟睡できる喜び！　37
(11)再びピアノを弾くことができた幸せ　38
(12)セミプロの声楽家、美声がもどった！　39
(13)難聴もスッキリ改善！　子どもの声が聞こえた！　39
(14)25年以上悩まされた耳鳴りが消えた！　40

第三章　気功と風水学説の関係……42
風水学説は気功理論の一部です　42
私が創作した「風水気功」を紹介します　44
風水と住まいの密接な関係　52
悪い気をたくさん出す方法　53
第四章　病気にならない体質を作りましょう……57
病気になる原因　57
気功の気は「5つの気」があります　58
気功の効能とスポーツの区別　60
精・気・神　62
陽気を増やすために「蛹動功」を紹介します　63
第五章　気功で天地人合一の境地……67
大宇宙のエネルギーをもらう　67
採気とは　68

採気　70
（1）採日精（太陽からエネルギーをもらう）…70／（2）夕陽のエネルギーをもらう…72／（3）木からの採気法…72／（4）木をはさんで互いの気を感じる…73／（5）遠い場所（10m以下）から木のエネルギーを取り入れる…73
（一）〝気〟のある植物…74／（二）〝気〟のある場所…75／（三）三大パワースポット…75
気通じれば痛まず　76
気功と磁場の関係　76
天の3つの宝　80
第六章　気功は練習の目的……………………84
ツボを開く　84
胎息のこと　85
天地人合一　86
第七章　気功と五行学説の関係……………………89
五行学説　89

五行と大自然、人体との関係　92

第八章　気功と陰陽の関係……94

陰陽の理論と日常の密接な関係性　95

「陰陽抱球法」を紹介します　96

体内の陰陽と食材の陰陽の関係性　98

陰陽学説の理論　101

第九章　気功と大宇宙の気流の関係……104

気流気功　105

《春》

（1）「翠竹増生《ツゥイツォツゥンスン》」…105／（2）「微風吹拂《ヴィフォンツゥイファ》」…106／（3）「疏通肝経《ソウトンカンチン》」…106／（4）「開通胆経《カイトンタンチン》」…107／（5）「飛燕迎春《フィイエンニンツァン》」…108／（6）「桜花飄散《インファピョウサイ》」…109／（7）「疏肝利胆《ソウカンリタン》」…109

《夏》

（1）「陽気上昇《ヤンチィスァンスン》」…110／（2）「暑気沸騰《スーチィフィタン》」…111／（3）「蓮花盛開《レンファスンカィ》」…111／（4）「疏通心経《ソウトンシンチン》」…112／（5）「開闊胸懐《カイクァワションフォィ》」…113／（6）「海鴎傲遊《ハイオーオゥヨゥ》」…113／（7）「養心护腸《ヤンシンフーツァン》」…114

《長夏》
（1）「湿熱逼人《スーズザァピィズゼン》」…115／（2）「疏通脾胃《ソゥトンピーウィ》」…116／（3）「葵花向陽《クゥィファシャンヤン》」…116／（4）「大鵬展翅《ターパァンツァンツゥ》」…117／（5）「風雷変幻《フォンレィピェンヨゥ》」…119／（6）「補脾養胃《プゥピィヤンウィ》」…120
《秋》
（1）「金桂飄香《チンクゥィピョゥシャン》」…121／（2）「大雁飛翔《ターイェンフィシャン》」…122／（3）「秋風颯爽《チュウフォンスーソァン》」…123／（4）「菊花傲霜《チュェファオゥスォン》」…123／（5）「養肺护腸《ヤンフィフーツァン》」…124／（6）「霜染紅楓《スォンランホンフォン》」…125
《冬》
（1）「寒風呼嘯《ハンフォンフーショー》」…125／（2）「腊梅傲然《ラーメイオゥスォン》」…126／（3）「風雪交加《フォンシュェチョウチャー》」…127／（4）「滋養腎精《ツゥヤンサァンチン》」…129／（5）「龍騰虎躍《ロンタンフゥヨゥ》」…129／（6）「精気十足《チンチィスゥツォゥ》」…131
第十章　経脈（経絡）、ツボと健康の関係……134
経絡のこと　134
経脈（経絡）とツボの関係　137
気と血液・津液の関係　138
経脈ツボの理論によって、気功療法で人間の病気の改善ができます　139

装幀　2DAY

第一章　四季養生法

病気になる原因

誰もが健康になりたい。しかし、今の世界では、安心安全にのんびり自分の意識で楽しい生活ができないかもしれません。今回私は気功の教師として、人々を助けたい気持ちで皆さんの長い生活の中で健康を癒す方法を教えます。私は現在自分の会社、少林商事有限会社の代表取締役です。仕事の内容は気功療法の研究及び気功教室の運営をしております。長い間の実績により、現代の人の中にはたくさんの人が健康ではないことを知っています。そのために私はますます病気を持っている人、健康に問題ありの人に対していろいろなアドバイスをして健康の状態を改善し、免疫力をアップし元気になってほしいのです。病気の原因はいろいろあります。外部と内部の両方をこれから説明します。

（1）外部の環境…六淫（風、寒、燥、火、湿、暑）

（2）内部の環境…七情↓五臓に影響する。（怒↓肝、喜↓心、思↓脾、悲・憂↓肺、驚・恐↓腎）

（3）不規則な生活の習慣…人間は体内の生物鐘（時計）がある↓生活のリズムを整えないと生体としてのリズムが狂ってしまう。

健康の秘訣は快食・快眠・快便・食事…栄養バランスのよくない食事↓バランスのよい食事を腹八分目でよく噛んで食べることが大事。

・排泄…便秘がちな生活↓排便のリズムを整える。

・睡眠…睡眠不足、不規則な睡眠時間↓遅くとも0時には就寝したい。

・運動…運動不足（便利な生活で運動不足になりがち）↓適度な運動が必要。

（4）ストレス…ストレスを発散する方法を実践する。

例）趣味、おしゃべり、大きな声を出す（六字訣功法など）、気功、人間関係の問題の解消を図る。

（5）遺伝因子…両親からよい物も悪い物も引き継ぐ。↓遺伝子は変えられないが環境はより良く変えることができる。

（6）現代社会における環境の悪化

例）ほこりが多い、花粉、空気が悪い、会社・職場内の空気が悪い。

地球の変化（太陽黒点活動の活発化）、洪水、地震、火山。

（7）電磁波

100歳まで生きる時代（食材と五臓、五季などの関係）

今の時代は、100歳まで生きる時代です。誰しも100歳の頂上に上りたいという欲望を持っていますが、これは簡単なことではありません。しかし、努力すればできると思います。まず、さまざまな病気がない、自分で自立できる、他人には頼らない、楽しく健康な人生であることが大切です。今、高齢者の一番の心配は認知症です。また、季節による食べ物もとても大事です。人間基本の健康な状態でいるためには3つのポイントがあります。食欲・睡眠・排泄。さらに健康気功法を習うことで、誰でも100歳まで生きることは難しくないのです。例えば、いつ頃お茶を飲むのか、いつ頃果物を食べるのか、いつ頃寝るのか、という中国古代健康法を学び、さらに気功の重要な理論（陰陽学説・五行学説・風水学説・八卦など）を身に着ければ、自分の人生を楽しみいきいき生活することができます。

一年の中では、四季（春夏秋冬）があります、これは誰もが知っています。ただし、気功の理論としては、五臓六腑と五季（春夏長夏秋冬）とは深い関連性があります。また食材の色も関連性があります。

この本の中では皆さんが関心のあることを詳細に説明します。

例えば季節によって食べ物が違います。どんなものを食べれば五臓六腑が癒されるか、どんなものを食べれば病気を予防できるかなど。また、食べ物と五行学説には密接な関係があります。例えば、春は何色の食材を食べると五臓六腑にプラスになるか？　何と何を一緒に食べてはいけないか？　などです。

春編

A．二十四節気の名前の説明

これから春の体を癒す方法を具体的に説明します。春は一年の初めの季節です。万物はいきいき伸びます。中国の二十四節気があります。覚えやすい方法として、歌謡の詩があります。

二十四節気すべて含まれています。以下説明します。

「春雨驚春清穀天」「夏満芒夏暑相連」「処秋露秋寒霜降」「冬雪雪冬小大寒」。

具体的に言うと、立春・雨水・啓蟄・春分・清明・穀雨・立夏・小満・芒種・夏至・小暑・大暑・処暑・立秋・白露・秋分・寒露・霜降・立冬・小雪・大雪・冬至・小寒・大寒。

B．春の食べ物と五臓、五色、五行の関係

春は五行説によると「木」です。「木」は、五臓六腑の中で肝臓や胆のうと関連しています。春は肝臓が弱くなる季節です。肝臓が弱いとイライラしたり怒りっぽくなる可能性があります。「木」の特徴は「生発」です。新芽が出て葉や枝がどんどん成長します。肝臓と木は関連があるので、肝臓もその機能として発散することが大事です。以下に春に必要な食べ物と養生を示します。

a．野菜：ニラ、ほうれん草、グリンピース、ブロッコリー、香菜（パクチー）、筍《たけのこ》、山菜、水菜、新ジャガイモ、絹さや、ふきのとう、生姜、そら豆、プチトマト、スナップエンドウ
b．肉類：豚肉（脂身の少ない部分・赤身）、牛肉、レバー（豚と鳥）
c．魚類：青魚がよい（鰯、鯖、鰺）、鮎、白魚、鰹、しらす、桜エビ、帆立、ほたるいか
d．果物：いちご、びわ、はっさく
e．その他の食べ物：ピーナッツ、胡麻、なつめ、栗、クコ
f．養生など：

五臓六腑と五色は関連性があるので、普通は春に対応する色は青い色です。五行の理論として、金克木の原因で、春はできれば白い食べ物を食べると「滋陰潤肺」の作用で肺を養う効果があります。例えば、白木耳、ユリ根、蓮根、ツバメの巣などです。ただし、白い食べ物の一部には「寒」

の性質があるので食べ過ぎないようにします。食べ過ぎると脾と胃に影響があるので注意しましょう。

桑の葉を乾燥させお茶のようにして飲むと「清肝明目」「疏風清熱（風が流れ出て暑さがおさまる）」「生津止渇（津液ができて渇きが止まる）」の効果があり糖尿病にもよいです。入浴時桑の葉で関節をこすれば関節痛の改善もできます。

C．春の養生と注意点

服について古代の言葉「春捂秋凍《ツァンウーチュウトン》」があります。春は、天気の変化が多いため、あまりすぐに薄着にならない方がよいです。寒気が少し残っているので少し厚めに着た方がよいです。逆に秋は冬に向けて抵抗力をつけるために寒さを感じるぐらいであまり厚着しないほうがよいです。

肝臓の本味は、「酸」。ただしこの季節は脾（本味：甘さ）と胃が冬より弱くなり、また五行説の理論で「木克土」であるので少し甘いものを食べた方が肝臓を養うことになります。同時に脾や胃にもよいです。酸が強すぎるのもよくないので、甘さで調整します。

また、春は早く寝て早く起きる習慣をつけると肝臓（午前1～3時が肝臓の時間）によい新陳代謝が生じ養われます。自分で肝臓を簡単に養生する方法として六字訣の「嘘《シュウ》」を発声すると肝臓の発散に役立ちます。

例えば、中国古代の詩人、李白と杜甫は、お酒が大好きで、お酒を飲みながら良い詩を作ります。百愁も解消します。この時期は家庭の奥様達は春の養生の知識を知っていれば、お酒好きなご主人に適度なお酒を勧め、疲れをとってあげることができます。酒は百薬の長です。その結果、家庭も円満になります。中国では、「和気生財」という言葉があります。家庭に良い気が流れれば、その家庭は良いことをいっぱい迎えることができ、たくさんの財産を得ることができるという意味です。

これから、肝臓と胆のうのツボを教えます。自分で自分の症状を改善できます。

例えば足裏に肝臓と胆のうのツボがあります。以下の足裏のツボを参考にしてください。

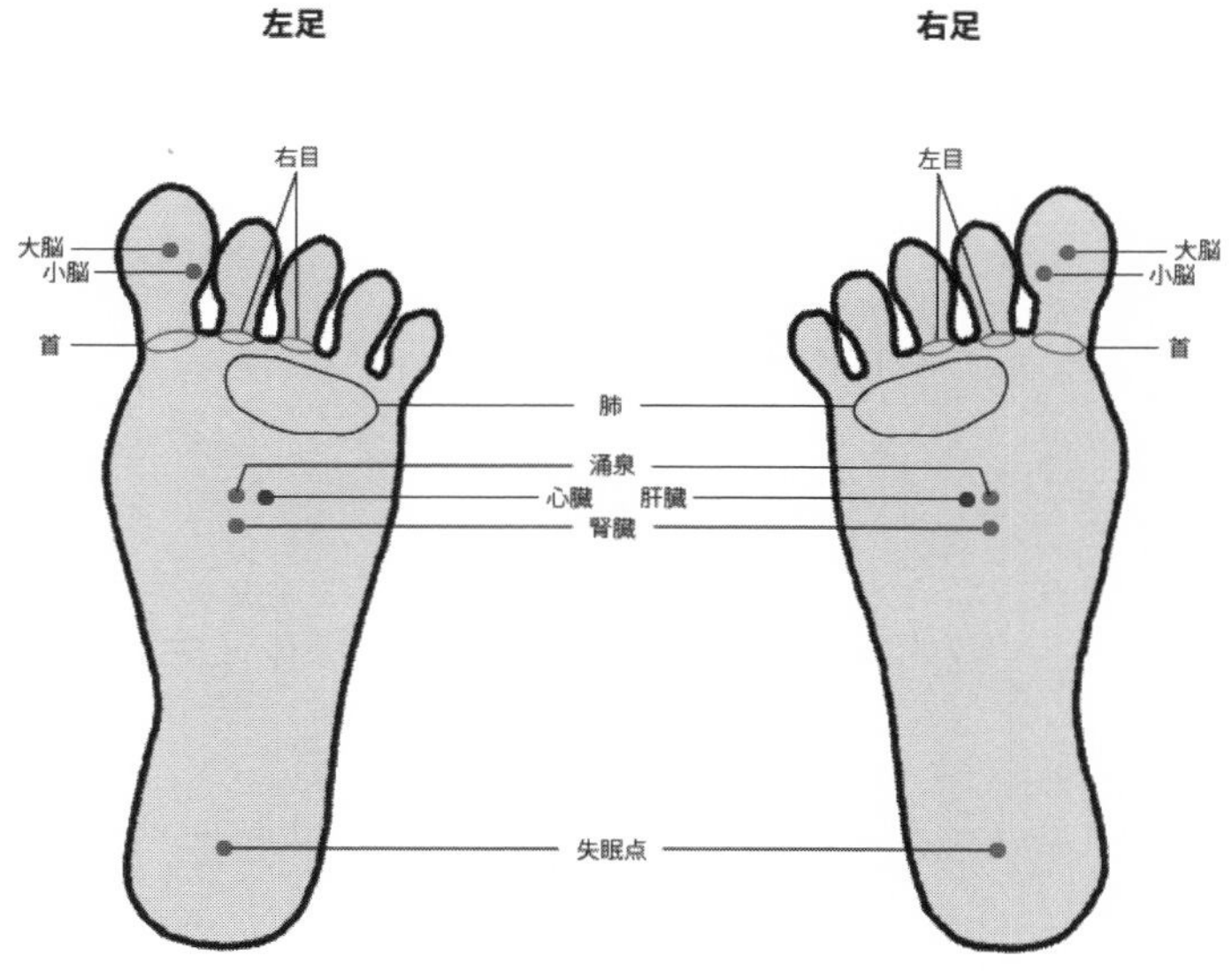

D．花粉症の呼吸系統のツボの案内（図面）（足・手）

春は、花粉症が多いので、花粉症のツボを教えます。
呼吸系統の関係の経絡をとれば、少し症状も楽になります。
以下に各ツボを説明します。

手のツボは少商・魚際、鼻の両方外側のツボは迎香、首のツボは風池・風府、さらに六字訣功法の嘘《シュウ》の発音。

「少商」

（左手の爪の横の縦の場所）
右手の親指の爪で少商のツボを2分ぐらいぎゅーっと押す。
少商は、肺の経絡の重要なツボです。
刺激によって、喉にも響きます。
症状がある人は、1日2回ぐらい。
咳と喉の症状に大きな役割があります。

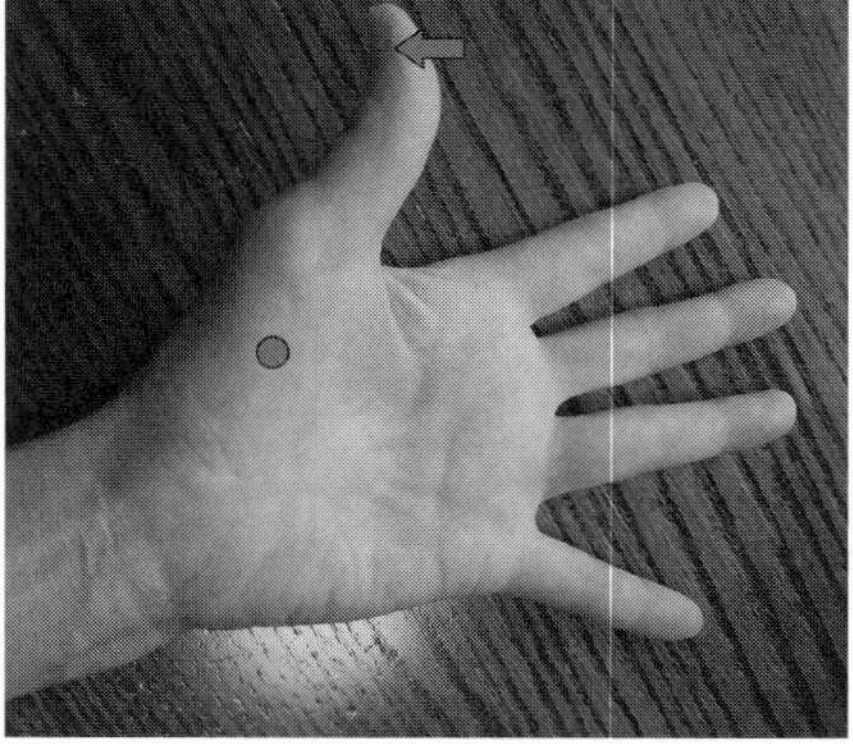

「魚際」

〈親指の内側の爪の中心から線を引き、筋肉（大魚際）の交差の場所〉

喉の症状。咳・呼吸系統・胸の苦しみ、コロナの症状の予防の役割として重要なツボです。

夏編

A．夏の天気の特徴（五行と六淫の関係）

夏は五行学説として、「火」になります。病気になる原因の一つは、六淫の中では、「火」と「暑」です。夏の要注意点として、水分の摂取量は一般的には1500cc～2000ccですが、体重が少ない人は、いっぱい取り過ぎると腎臓の負担がかかります。腎臓の機能を説明すると、腎臓は、体内の水分をコントロールし、体内の悪い水分を体外に排泄します。また水分を濾過する役割があります。

6月中旬から梅寒があります。この時期は冷えるので要注意です。また、夏は暑いので冷房を強くする傾向がありますが、冷え性になるのでこれも要注意です。そのために、少し辛い物を食べると、心臓の養生ができます。

夏は赤いものを食べるとよいです。これは、五臓と五色に関連します。

また、夏は暑湿偏重（暑と湿が特に多い）です。肝臓と筋肉の消耗が強すぎるので食べ物には少し糖分が入っていた方がよいです。汗がたくさん出て、エネルギー・水分の消耗もあるので飲み物に塩分を入れるとよいです（スポーツドリンク等）。

五行説では、「火克金」。心臓の本味は「苦」。金に関連する肺の本味は「辛」。そのため夏には、少し辛い物を食べると心臓の養生になります。特に冷え症の人は辛いものを食べて汗をかくことにより体の寒気を発散できます。悪い気と邪気は毛孔から排泄できるので、体が涼しくなります。「冬病夏治」と言われ、冷え症などの病気は夏にたくさん発汗し寒気を出せるので、夏は冬の病気を治すチャンスなのです。

夏は暑いですが心臓が一番弱くなる時期です。五行説では「火」です。天気の特徴は、陽気が強く陰気が弱い。だから飲食物は清淡（油っぽくない、低脂肪、低糖分、野菜、雑穀など）がよく、体の内部に「火」を強く燃やさず収めるようにします。ボリュームのある食べ物はよく燃えてエネルギーが強すぎます。これから料理のことを詳しく説明します。

B．世界の四大料理および中国料理の特徴とポイント

世界の料理として、中国料理、フランス料理、イタリア料理、トルコ料理の四大料理があり、そ

れぞれ特徴があります。その国の気候や風土や習慣などが密接に関連します。中国料理の中でも辛い料理の代表が四川料理です。色・香・味・形の４つのポイントがあり、どれも必要です。具体的には、色…鮮やか、香…良い香り、味…味が良い、形…デザインが良いというポイントです。

食材では中国料理の四川料理が代表的で、特別な存在感があります。味の中では、酸・甘・苦・辛・麻・香・脆、７つの味があります。長い歴史を持つ料理の中でも、この奥深い料理は一度食べると絶対に忘れられません。今世界中で人口が一番多い都市は、四川省の重慶です。現在約３２００万人以上です。歴史の中では、三国志の蜀の国です。その国の有名な武士、関羽の塑像が横浜とグランデュオ立川７階（東京都立川市）にあります。一代の名人は、四川省の一方水土によって育ちました。食べることは人間の健康にとって、とても大事なことです。以下に夏に必要な食べ物と養生法を説明します。

C．夏季の食べ物と養生の注意点

a．野菜：冬瓜、ゴーヤ（但し苦いものの食べすぎはよくない）、小松菜、青梗菜《チンゲン》、きゅうり、トマト、玉ネギ、もやし、とうもろこし、香菜、空心菜、ナス、アスパラガス、オクラ、枝豆、生姜、らっきょう

b．肉類：豚肉や鶏肉（脂肪の少ない部分）

c．魚類：うなぎ、カツオ、イサキ、トビウオ、メバル、アナゴ、タコ、アジ、イカ、マグロ、イワシなど

d．果物：すいか、メロン、ライチ、桃、すもも、さんざし、さくらんぼ、ブルーベリー、山桃

e．その他の食べ物：小豆、緑豆のお粥（材料：緑豆と米）、小菊茶（解熱・解毒作用）、梅干し（酸味と塩分）、ハスの実、雑穀（特に大豆）

f．養生など：

夏は、晩睡早起。お風呂に塩と生姜を入れると、発汗作用が増し悪い物をよく出せるので、皮膚がサラサラになります。また、心臓の養生には、六字訣の「呵《コオ》」を発声するとよいです。塩は殺菌の役割があります。生姜は体内の悪い水分を出しやすいです。さらに夏は冷え性の症状を治すチャンスです。

D．夏季においしい解熱・解毒の一品、薬膳スープの紹介

ここで夏の季節にバテないおいしいスープを紹介します。

【材料（2～3人分）】

冬瓜　1／4～1／2

ひき肉（合挽）　100g～120g

桜エビ（乾燥でも可）　10gぐらい
小ネギ（わけぎ）　適宜
クコ　適宜
片栗粉　少々
塩　少々
味の素　少々
胡麻油　適宜

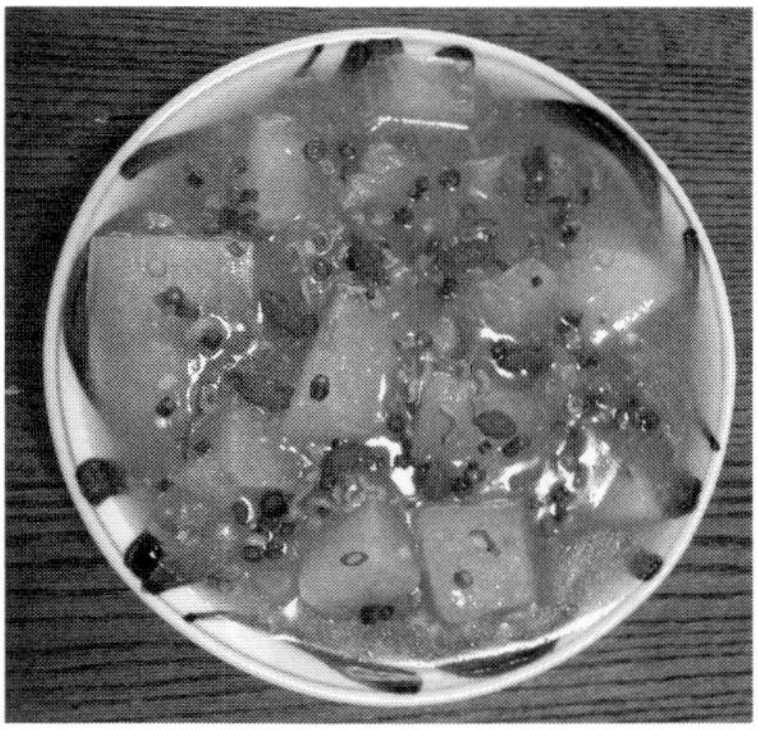

【作り方】

1. 冬瓜の皮をむき、一口大に切る。
2. 小ネギは、細かく切る。
3. お鍋に冬瓜を入れ、冬瓜がひたひたになるように水を入れ、火にかける。
4. 沸騰したら、弱火にし、冬瓜が半透明になったら、ひき肉を入れ、よく混ぜ、再度沸騰させる。
5. 灰汁をとり、弱火にする。
6. 冬瓜が透明になったら、桜エビを入れ、塩・味の素を少々入れ、味を調整する。

7. 水溶き片栗粉を鍋に回し入れる。
8. 小ネギを入れ、最後に胡麻油を入れる。
9. お皿に盛り、クコを上に飾る。

【効果】

冬瓜は利尿作用があり、解熱・解毒の役割があります。簡単で美味しい夏の薬膳スープです。

桜エビの代わりに帆立などを入れてもよいです。

E. 夏季に安定した気持ちで過ごせる簡単な気功を紹介

夏は暑さで眠れない人が多いので、気功を一つ教えます。

名前は「情緒安定功」。

次回は「長夏」、「秋」と「冬」編を説明します。


「情緒安定功」

〈功法〉
①いすに浅く（3分の1）こしかける。両足は肩幅くらいに開き、ひざと足先は平行。いすの背

にもたれない。かがまない。全身リラックスして、ほほえむ。
②親指と中指の指先をつけて、手のひらを上にして腿《もも》の上におく。（力を抜く）
③軽く眼を閉じる。舌を上あごに軽くつける。（唾液がでたら飲む）
④**〝心平気和《しんぺいきわ》〟**と黙念する。〈シーン　ペーイ　キー　ワー〉と繰り返す。
完全にリラックスしながら、ゆっくり自分のペースで黙念する。時間は5分でも10分でも良いが、15分くらいがベスト。1日3回行う。
⑤収功
終わったら眼を軽くあけて、ほほえむ。〝心平気和〟と3回黙念する。

〈効果〉
自律神経失調症、胃潰瘍、高血圧、不眠症、集中力アップ、更年期総合症など。長く続けて練習すると必ず効果があります。

第二章　気功療法の実践

私は気功師として35年以上日本で数万人の患者さんの症状を改善してきました。普通の西洋医学で一部改善できない難病などにも効果がありました。ただし気功は万能ではありません。患者さんとのコミュニケーションがとても大事です。一つの難病は一例だけではありません。数人以上に有効であれば、難病も症状改善は達成できます。これから具体的な例でご説明いたします。

施術の風景

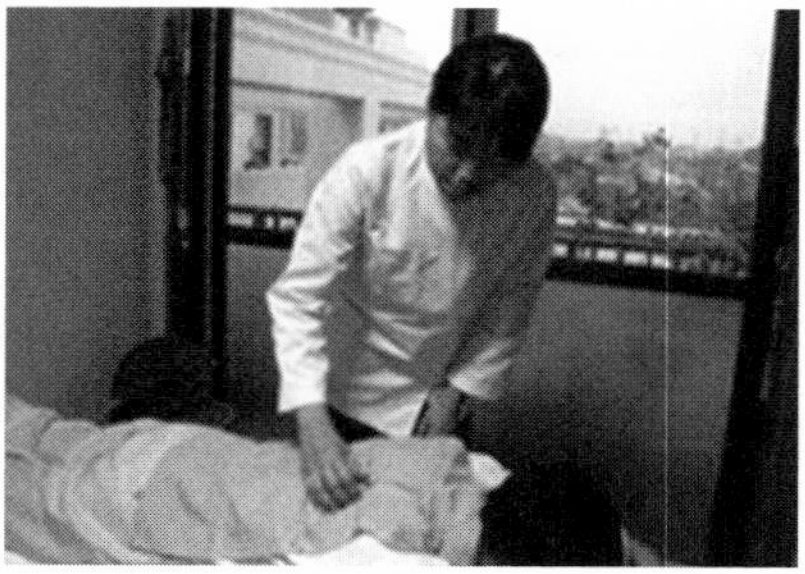

整体

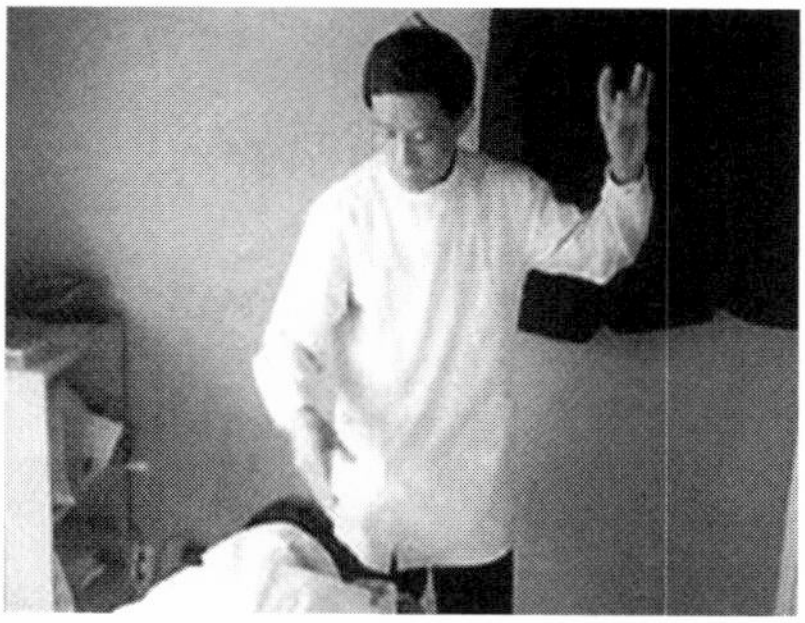

気功

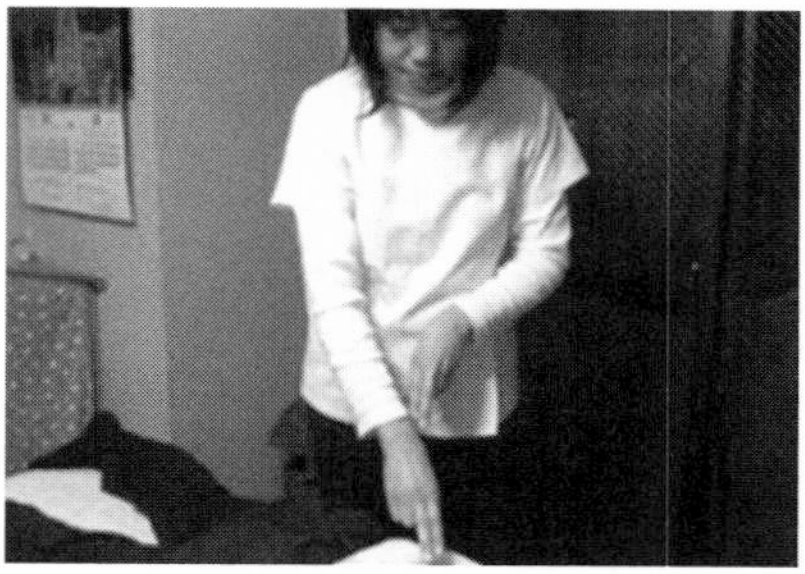

気功

(1) パーキンソンの症状

日常生活に戻りました。

皆さんもご存じのとおり、世界でも有名な難病の一つです。脳の中の異変があります。この病気になった場合は、改善は難しくなります。もし患者さんの症状を改善できたら、この患者さんの人生はガラッと変わり、自信もつくでしょう。日常生活を楽しく送れます。

この患者さんは60代の女性です。はじめて私の研究所に訪ねてこられました。私からの問診によって、手の指が非常に硬くなっていることが分かりました。細かい動作もできず、リンゴの皮をむくこともできない状態でした。一番困っていたことは、一度座ったら、なかなか立ち上がることができないことです。歩くときは足の歩幅が非常に小さく、なかなか前に進むこともできません。上半身を前のめりにして転びそうな感じです。さらに途中とまったり、逆方向に戻ることもできません。自分で外に出かけることができず、買い物もできません。人生が真っ暗になり、絶望のどん底におちました。時々、ひどい頭痛の症状もありました。主婦として日常生活もできませんでした。もちろん、お風呂に入ることも難しかったです。

私は以上の症状を詳しく分析し、この患者さんの習慣・性格などをふまえ、一緒に考えながら、改善方法を計画しました。何回も気功療法をしました。その後不思議なほど症状の改善もできました。料理の時は、包丁を使うことができ、野菜も細かく切ることができるようになりました。リンゴの皮もむくことができるようになりました。歩くこともできるようになりました。口も硬くならず、話すこともスムーズになりました。さらには、近くのスーパーに買い物に行くこともできるようになりました。私も簡単な関連の気功の動作を指導しました。患者さんも自分で一生懸命練習しました。以前の患者さんを知っている友達と会ったときには、別人のように改善されていました。自分を知っている人から褒められてとてもうれしかったそうです。

私は、この患者さんに話をしました。過去のこと、未来のことを考えて、これから少しずつ、もっと普通の人と同じようになるように、一歩一歩前向きになり改善していくことで、これからも人生をもっと楽しくできると。ただし同じパーキンソンの病気は個人差があります。誰でもが順調に改善するとは限りません。しかしいろいろな総合的なことにより少しずつ改善することは可能です。

(2) 大腸癌第4ステージ

死亡するところだった命を拾いました。

この患者さんは、数か月前に症状がでてきました。私のホームページを見て、「沈先生はチベットでも修養し、様々な難病を改善した実績を見て、自分の症状も改善できるのではないかと思いました」と、私のところに訪ねてきました。

最初の症状は、おなかが非常に痛く、大便の際は出血もすることでした。食欲もなく、食べたらすぐ下痢になります。仕事もできない状態となり、とても困っておりました。体重も落ち、体力もどんどん減り、気力も減退していきました。

私はこの患者さんに言いました。人生は一回しかありません。まだ50歳にもなっていない、将来幸せがいっぱいあります。気功療法をこれから始めます。

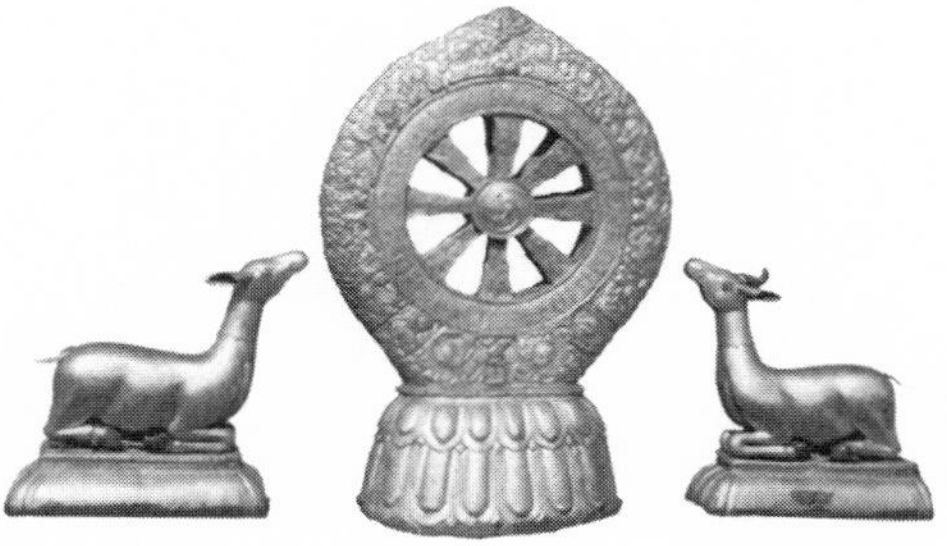

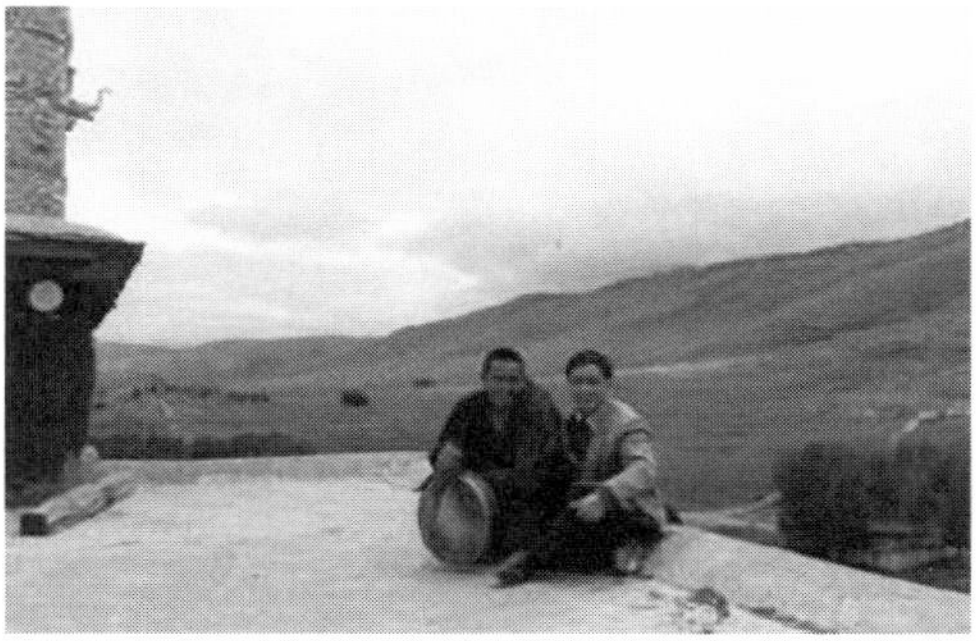

チベット修養時の記念写真

本人も頑張って通ってきました。最初は血便が少しずつ減り、下痢も止まりました。だんだん症状が改善していきました。病院での検査の結果、おなかの癌のサイズも小さくなり、数値も少し改善していきました。本当に少しずつ元気になり、自信もついていきました。これからも健康への道を歩くような意識が強くなりました。

（3）不可能なことが可能になった

ある日突然女性から私のセンターに電話がかかってきました。私もこのような難しい要求は初めてでした。本人の気持ちを尊重し、１００％改善するかわからないけれど引き受けることにしました。

具体的には、出産前に子宮内の赤ちゃんの位置が下がり、子宮の出口の場所が３ｃｍしかなかったそうです。通常は７ｃｍ以上必要です。この患者さんは私に言いました。自分は帝王切開はしたくない、自然分娩したいので、ぜひ赤ちゃんを引き上げてほしいとのことでした。本人の気持ちを受け、完全にできないかもしれないと伝え、本人にも納得・理解してもらい、気功療法をやりながら患者さんが帰るときに関連性の動作を教えました。何回も気功療法を行いました。結果としては、この患者さんは赤ちゃんを無事出産することができました。本人もとても喜びました。

また別の高齢出産の患者さんの気功療法も行いました。これから説明します。

（4）38歳の女性、体外受精を失敗し、気功療法で赤ちゃんが生まれました

その女性は、高額な費用で体外受精を何度も試みるも失敗し、どうしても自分の子供がほしかったために、このセンターにやってきました。

自分の親戚に聞いて気のエネルギーによって受精卵の質が高くなることを知りました。

具体的に症状を聞いたところ、彼女の二つの卵巣のうち一つの卵巣は功能がない状態で、もう一つの卵巣で二つしかない卵子に体外受精をし、子宮に戻します。

気で出産率が高くなるということで、私の気功療法を受けました。

一つ受精卵を卵巣の中に入れて、何回も気を入れました。その時は、私の気で受精卵を着床しているることが感じられました。その後病院での検査の結果と私の気で判断が一致しました。着床後は、私のところに通い、気功療法を行いました。安定期に入り、本人も自分の健康管理をしっかりしています。しばらく音沙汰がなかったのですが、ほぼ一年後以上、かわいい赤ちゃんを抱いて、私の診療所を訪ねてきました。とても感謝してくれました。

感謝の手紙もいただきました。とてもかわいい活発な子供が生まれました。自分の人生も家庭も明るくなりとてもよかったとのことです。

気功は不可能なことも可能にすることができますが、万能ではありません。しかし無理せず総合的に判断すれば、自分で夢を実現できるかもしれません。

（5）〜（14）患者さんの声

（5）ぎっくり腰が1回で治った！

私は、新聞記者をしていますが、休日の土曜日にサッカーをしてシュートした時にぎっくり腰になってしまいました。すぐには立ち上がれず歩くこともやっとの思いでした。帰宅後、インターネットで検索し、こちらのセンターに予約しました。翌日、伺ったときは、親の杖を借りて何とか歩いて行きました。沈先生に症状を詳しく話し、気功療法を選んで施療を受けました。終了後、立ち上がってみるとスーッと立ち上がれてびっくり。腰のまわりの筋肉の硬さや痛みもうそのように消えていました。先生からは、「仕事が忙しいようだけど、様子をみて痛みがなければもう来なくてもいい。」と言われ喜んで帰りました。翌日、北海道への出張があり心配しつつも出かけたところ、長時間、座席に座っても痛みは出ず、仕事も無事行うことができました。北海道から沈先生に電話を入れました。「おかげさまで痛みがなく仕事ができました。心から感謝いたします！」

（6）首のしこりが完全に消えました！

20代の女性です。パソコンに一日中向かう仕事でした。最近、首に違和感を感じ、手で触っても

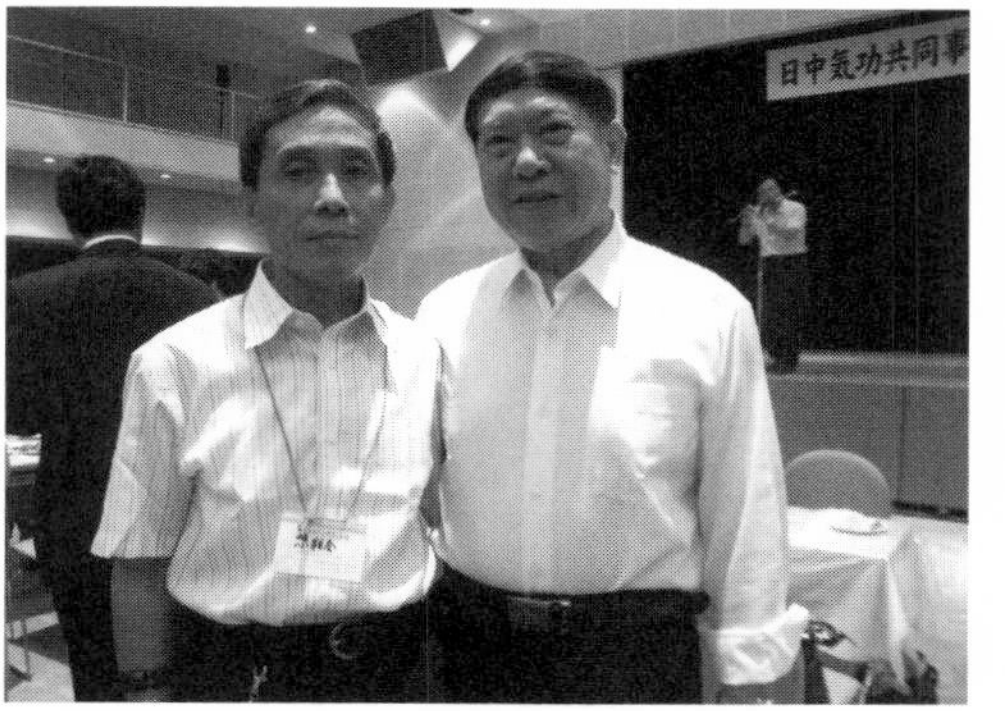

世界中気功療法第一人者林厚省気功師

しこりのような感じがありました。病院に行きレントゲン検査したところ、首の筋肉に小さなしこりが写り、とても心配になりました。友達から「気」で癌の症状も消えるということを聞き、自分でも試してみようと決心し、こちらのセンターを訪れました。先生から気を送られると温かい感じがし、指先から冷たいものが出る感じがしました。３回、気功療法を受けてから、病院でレントゲンの再検査を受けたところ、しこりは見当たらなくなっていました。以前あった首の違和感やめまい、頭痛の症状も取れて本当にうれしかったです。ありがとうございました。

（7）40年間悩んだ腰痛も改善！

70代の私ですが、まだ、現役で仕事をしております。40年来の腰痛が悩みで、電車では立っていると腰から下がビリビリと痛みつらかったです。座っても長くなると痛みが出てくるので困りました。仕事が、ほぼ一日中車の運転だったので、終業時には本当にひどい状態でした。センターに何回か通ううちに痛みが少しずつ薄まり痛みがなくなっていくのを実感できました。私は、早歩きが好きですが、早歩きをしても問題なく歩けました。本当に不思議な気の力で40年のつらさから解放されました。

(8) 腸閉そくを克服! 人生ますます楽しみ!

腸閉そくをおこし2回手術を受けました。手術後も腸が痛み下痢がつづき、食欲もなく体重が3~4kg減り悩んでいました。先生に気功療法をしてもらったり、自分でできる健康法を指導してもらいそれを家でおこなったり食べ物にも気をつけて自分でも治るように努力しました。症状は、すっかり治まり、西洋医学でなおらなかったことが改善し、本当にうれしいです。これからの人生は、趣味の歌や友達と出掛けたり、楽しんでいきたいです。食事をしても腸の調子は大丈夫なので、友達とでかけることができるようになったのです。人生これから、ますます楽しみになりました。

(9) 苦しかったうつ状態……今は毎日が楽しい!

私は、うつの症状が長く続いていました。医者からもらった薬をきちんと飲んでいましたが、なかなか改善しませんでした。そんな時、友人から「気功」で心身ともに健康になると聞き、センターを訪れました。気功療法を受けながら、先生からリラックスできる簡単な気功を習い、練習しました。ご存知のように「うつ」は、自分の意志や努力で行動を起こすことが苦手であり、とてもつらく感じました。うつの人に共通するのは、自分と正常な人がまるで別世界にいるように感じることです。いつも不安で暗いことばかり考えていました。先生から気功療法を受けると心が軽くなり楽になりました。帰宅すると症状がまた出てくるのでなかなかすぐに改善しないものだと理解はしていました。でも、自分は、まだ生きたい気持ちがあるので、先生を信じて通っていました。少しずつ、自宅で練習する気功も自分なりにできるようになり、よいイメージがうかんだり、気持ちをコントロールすることができてきました。以前のように、外出したくない、友達に会いたくないという気持ちも薄らいできたことを本当に喜んでいます。今では、毎日が楽しくいきいきと生活できるようになりました。これからも気功を練習し、さらに良くなりたいと思っています。

(10)長年の不眠症から解放され、熟睡できる喜び!

私の仕事は女優。仕事が忙しく神経がいつも張り詰めていることを感じていました。友人からの紹介で気功療法を受けました。施療のとき、先生の気を受けてリラックスし、久しぶりにうとうとしてしまいました。何回か通ううちに頭の重さや神経が張り詰めた感じが回復してきました。気功療法と同時に自分で行う熟睡するための健康法や簡単な気功のアドバイスもいただきました。生活リズムを整えるというアドバイスは、仕事上あまりできませんでしたが、徐々に睡眠も改善し、仕事もうまくいくようになり、とても感謝しています。

(11) 再びピアノを弾くことができた幸せ

私は、ピアノ教師をしております。発表会が重なりハードな練習が続いたためか、右手指2本が腫れて関節がかたくなり、痛み、動かすことができなくなり、ピアノを弾けなくなってしまいました。ピアノは私にとって人生のかけがえのない大切なものであり、これから弾けなくなってしまうのか……と思うととてもつらく悲しく精神的にも不安定になってしまいました。友人から「気功の力」の本を紹介され、早速センターに連絡しました。先生から特別な気功療法を受けるようになり、少しずつ症状がやわらぎ、指の腫れが引いて行きました。先生の指導で指のリハビリを自宅でも行いました。何回か受けると指の腫れが消え、重かった指が軽く動き、関節もだいぶ柔らかくなっていきました。先生からピアノを試してみたらと言われ、弾いてみるとそれほど痛まずに弾くことができたのです。さらに、悪い気(邪気)を出す気功を教えてもらい自宅で取り組みました。気功療法をさらにやっていただき、完全に治すことができました。ピアノの舞台にも復活することができ、本当にほんとうにうれしく思っています。

(12) セミプロの声楽家、美声がもどった！

舞台やオペラに出演したり、声楽を子どもたちに指導していました。仕事が忙しくなり、不摂生が重なり生活リズムが崩れてしまった時、突然、声がうまく出なくなってしまいました。のどと胸がつまり、腰が重く感じられました。先生の気功療法を初めて受けたところ、そのつまりが流れ出て行くような感じがありました。終わって声を出してみると、声楽の発声で腹の底から声を出すことができました。のどと胸のつまりはとれ、腰も軽く動きがよくなってしまったことには本当に驚きました。ありがとうございました。

(13) 難聴もスッキリ改善！ 子どもの声が聞こえた！

出産後2～3か月の頃、突然、難聴になってしまいました。生まれたばかりの子どもの声が聞こえず、家族との会話もままならず、お正月に帰省する予定が耳に影響する飛行機には乗れないので故郷に帰ることもできなくなってしまいました。子どもには母乳を与えていたので、薬を服用することもためらわれ、どうしたらいいか悩んでおりました。インターネットでセンターを見つけ、往診してもらうことにしました。気功療法を受け始めると、少しずつ他人の声が聞こえるようになってきました。先生からは、日常生活の注意や食べ物のアドバイスを受け自分でもなおるように努力しました。今ではすっかり聴力がもどり、会話も普通にできるようになりました。気功療法の素晴らしさを実感しました。感謝しております。

⒁　25年以上悩まされた耳鳴りが消えた！

いつも、耳もとで虫が飛んでいるようなひどい耳鳴りに毎日悩まされてきました。夜、床に入るともっと耳鳴りがひどくなりぐっすり眠ることができない状態でした。友人から耳鳴りはなかなか治らないと言われ、これから先もっとひどくなってしまったら、生活にかなり支障が出ることを想像するととても心配でした。気功療法を受けてから、症状が日ごとに徐々に改善していくのを感じました。先生から教えていただいた生活上の気をつけるべきことと食べ物の注意を自分でもあきらめない気持ちで改善しました。また、指導していただいた気功の動作を毎日自宅で真剣に取り組みました。しばらくすると、耳鳴りはほとんど聞こえなくなりました。気功の不思議さと素晴らしさを体験し、おだやかな生活に戻れたことを心から感謝しています。

第三章　気功と風水学説の関係

風水学説は気功理論の一部です

風水は迷信ではありません。科学の理論です。

私は生徒さん達に言います。「日本の地図を見ると龍の形に似ています。北海道は龍の頭、九州は龍のしっぽ。日本は世界の地図を見ると一番東側です。欧米と時差は9時間〜10時間以上あります。太陽が昇るときは、日本が一番早くに見えます。だからこそ、日本はよい風水宝地です。風水は風と水です。世界中で一番おいしい水は日本の水です。とにかく富士山には良質な天然水が豊富にあります。人体の体内はおよそ65％〜70％くらいが水分です。血液の中も70％が水分です。良い水を飲むと健康になります」

次に風水の理論を説明します。

風水は、中国四千年の歴史の中で積み上げられてきた理論です。その理論は陰陽学説と五行学説という中国において重要な学説を基礎にしており、私たちが日常生活を過ごす上で必要かつ重要な科学的理論なのです。私たちが生活する土地・住居・仕事の場所などには風水の理論によって「吉凶禍福」があると考えられています。また、大自然と融合し風水のパワーの恩恵に与《あずか》るには、祖先からの偉大な知恵の結晶である風水の理論を生活に活かす必要があります。

〝風〟と〝雨〟の気は大地を巡って万物に様々な影響を与えています。良い風にあたり、良い水を飲むことは人間にとって大切なことなのです。中国では風水を知らずに〝福と平和と繁栄〟はありえないと考えられています。吉となる土地を求めてお互いが奪い合い、戦争に発展することが古代中国では繰り返されており、風水をもとに考えられた戦術が利用されました。例えば、三国志に登場する天才の軍師〝諸葛孔明〟は、赤壁の戦いなど風水の理論・知識を駆使して戦いに勝利してきました。日本においても徳川家康の右腕と言われた〝天海大僧正〟が風水の奥儀をつくして主君を勝利へ導いたことは有名な話です。

方位にも吉方と凶方があります。日本では北東が鬼門、南西が裏鬼門として凶方にあたると考えられてきました。ただし、自分から見て凶方に当たるもののすべてが絶対に凶方というものではありません。台湾から見て日本は北東にあたりますが、日本のすべてが凶というわけでもありません。固定的に見ない方がよいのです。

また、人それぞれに生年月日と性別による「先天性の運勢」があり、その存在が人生を大きく左右すると考えられています。一番大切なことは、その運勢をよりよく生きるために、自分自身の吉方を知り如何に人生に活かせるかが大事です。

私たちは風水の理論を活かして健康になれば、最大の運勢を手に入れることができます。この理論を学習し日常生活に活かせば健康増進に大きく役立ち、これからの人生がさらに生き生きとしたものになるでしょう。

私が創作した「風水気功」を紹介します

風水気功は、風水の理論に基づいた新しい気功です。気は風水と密接な関係があります。気は生き物すべての生命の源になるものです。そして〝気〟は散じて〝風〟となり天に昇ると〝雲〟になり、降ると〝雨〟になると言われています。このように〝風〟と〝雨〟の気は大地を巡って万物に様々な影響を与えています。良い風にあたり、良い水を飲むことは人間にとって大切なことです。良い風水環境で生活すれば人間は健康になれるのです。その良い風水環境を守るのは、四つの方角の「守護四神」と言われています。この守護四神というのは、南は赤の朱雀（鳳凰）、北は黒の玄武（亀と蛇）、東は青の青龍、西は白の白虎です。それぞれ四つの方向に立って、良い風水環境を守っています。

これから私の創作気功を紹介します。

この風水気功は、〝以形導気、以意領気〟のポイントに注目します。動作と呼吸を調和させ、気と神の融合をはかり、〝用意不用力、重内不重外〟の原則も考えます。また、〝柔・円・松・匀・穏・連〟の六つの文字の要素を取り入れて体現します。気功動作の中では、朱雀の静かで優美な様、亀のゆっくりとした面白さ、蛇のしなやかにくねる柔軟性、龍の勇壮なうねり、虎の威厳に満ちたパワーが、気功動作の中に十分表現されています。

この功法は長く練習すれば、病気を改善し、内気を増やし、経絡の通りを良くし、潜在能力の開発をすることができます。また、頚椎病、不眠症、リウマチ、神経衰弱、慢性腰痛、減肥健美、更年期総合症などへの免疫力を高める効果があります。

「朱雀」

〈功理〉

朱雀は中国の伝説上の霊鳥――鳳凰のように高雅な鳥です。

孔雀のような鳥が鳳凰の原像となったであろうと考えられています。この気功動作は、鳳凰が大空に羽ばたく動作を模倣したもので、肩回りの筋肉、すじ、関節のバランスをよくとり、手の三陰三陽経絡の気をよく通します。また、鳳凰の基本的な性格が「超越的な鳥」なので、そのゆったり

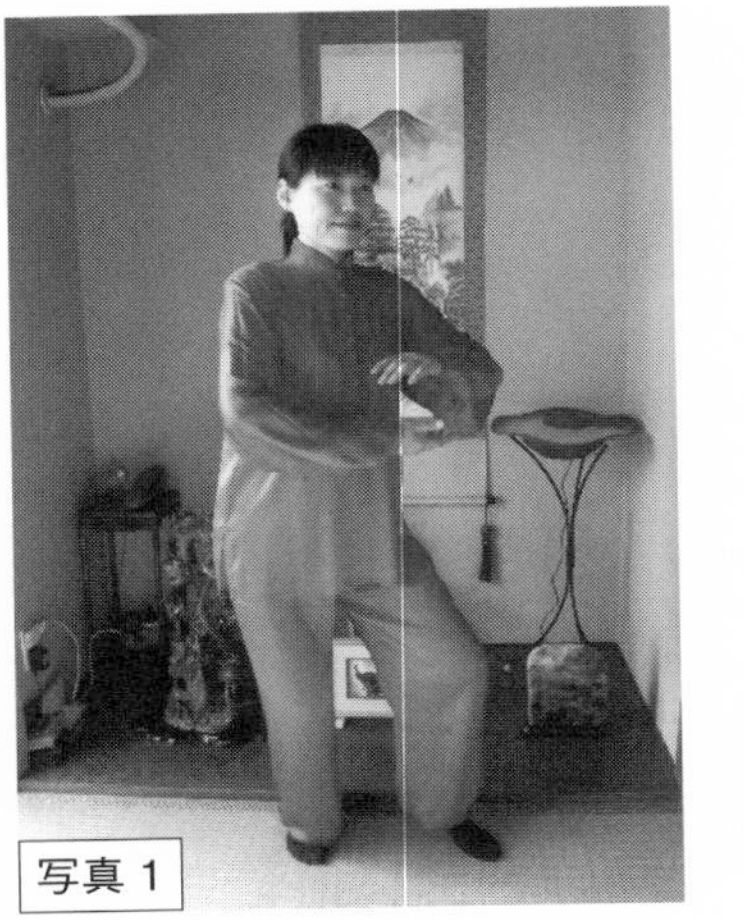
写真１

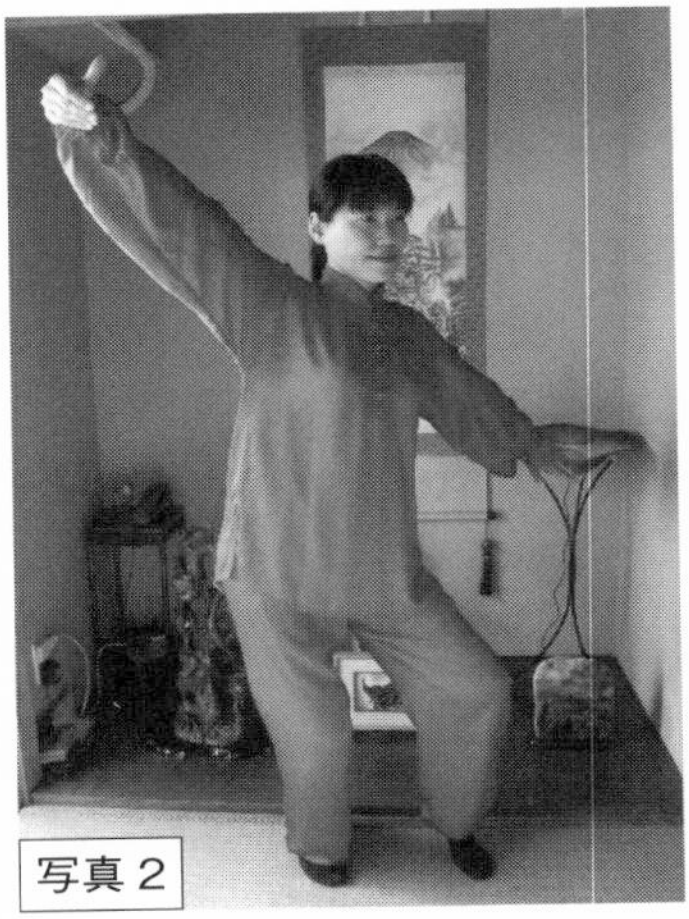
写真２

と高雅な雰囲気は、川の水が流れるような自然呼吸法と一致し、練習すれば、気血の巡りが調和し、体内の陰陽バランスがとれて、気の流れが円滑になり、その結果、内気が活発になります。

〈功法〉

最初は、両足を肩幅に開いて立ちます。足の指先とかかとをまっすぐにして全身の力を抜きます。微笑します。両手は自然に足の両側に下ろし、宇宙のエネルギーが全身の毛孔に入るよう瞑想します。まず、左足を半分出してかかとを上げ（虚歩）、左手が上、右手が下で労宮が向かい合うように気のボールを抱えます。体は左45度を向き、両膝を軽く曲げた姿勢になります（写真１）。次に右手が斜め上方へ、左手は斜め下方へ指先が繋がっているように斜め一直線になるようにします（写真２）。

次に、左かかとは上げたまま、体を正面に戻して立ち上

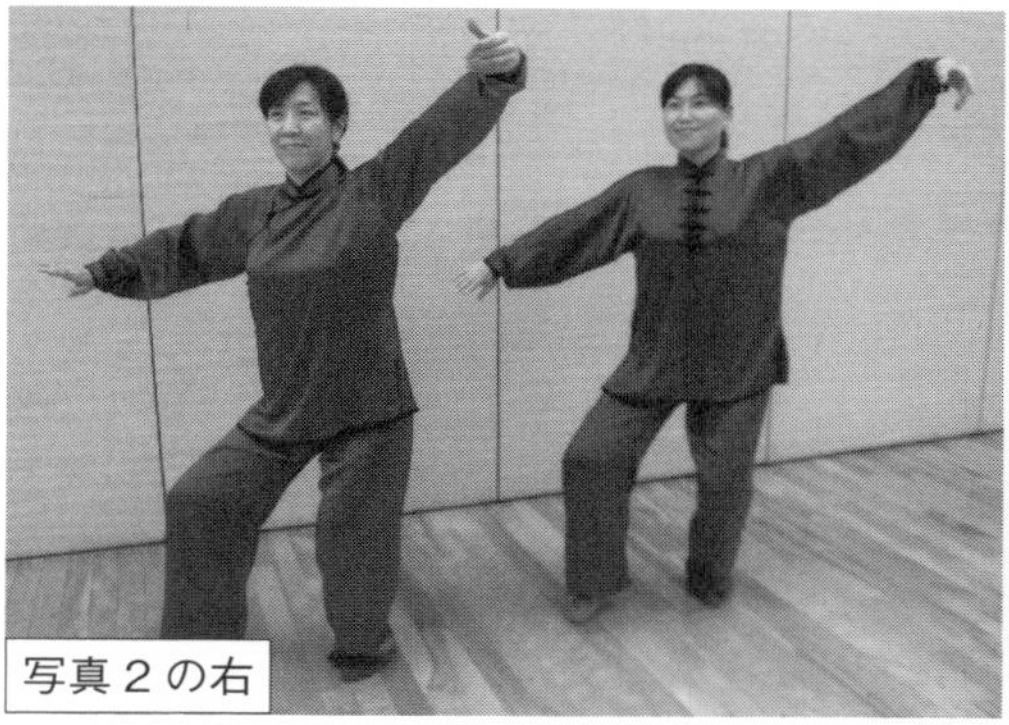
写真２の右

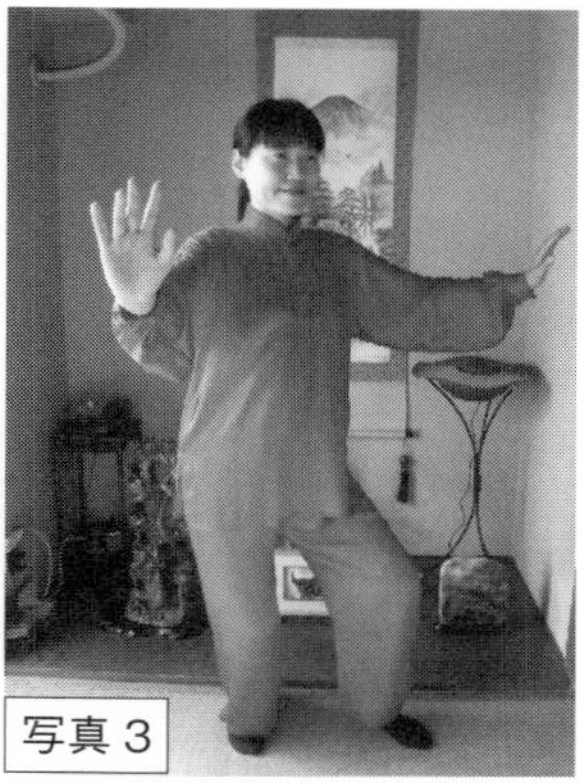
写真３

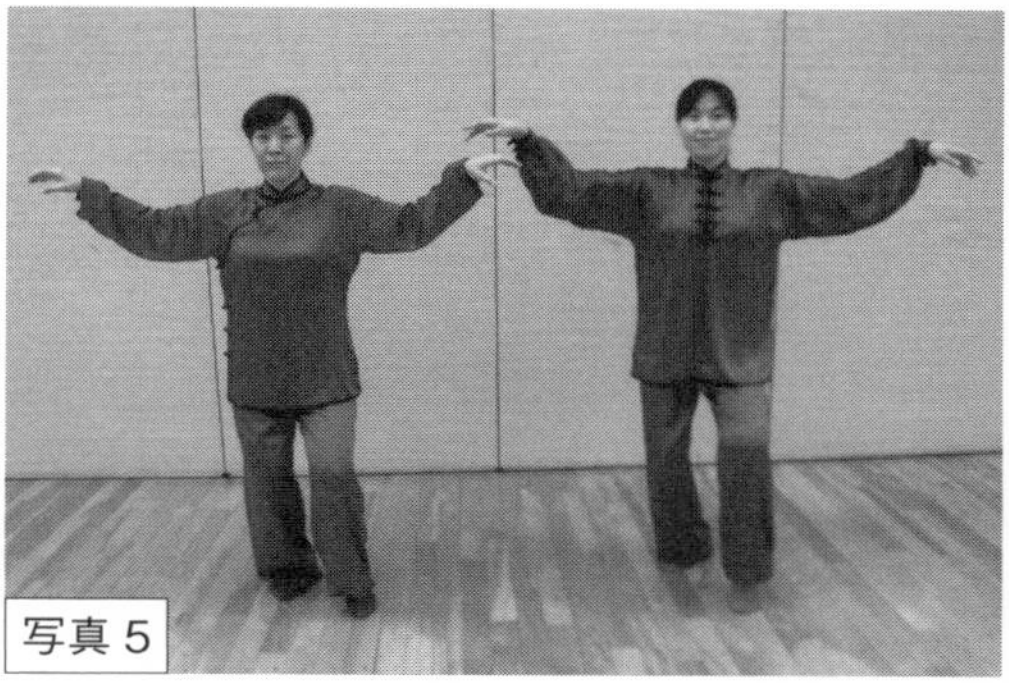
写真５

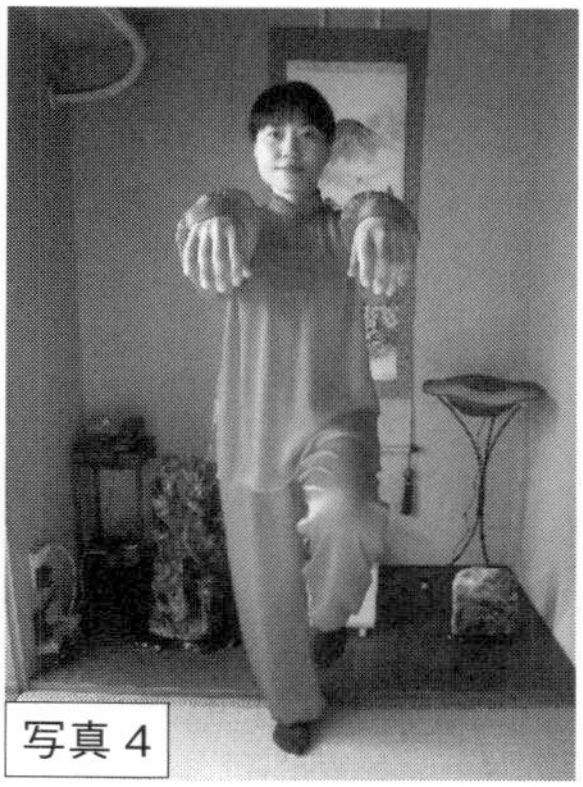
写真４

がり、両腕は肘を緩めて肩の高さで左右に開きます。

　次に腕を少し引き寄せた後、左45度へ腰をややひねり、腰を落としながら、右手のひらを正面、左手のひらは左横に向けながら肘を伸ばしていきます。羽ばたきは3回行います（写真3）。

　次に右方向へ転換し、右足虚歩の姿勢から左方向と同様に行います（写真2の右）。

　次に、右足を軸に左足をあげ、腕を前方肩の高さに上げます（写真4）。次に両肘をゆるめ手を上下に3回動かします。同時

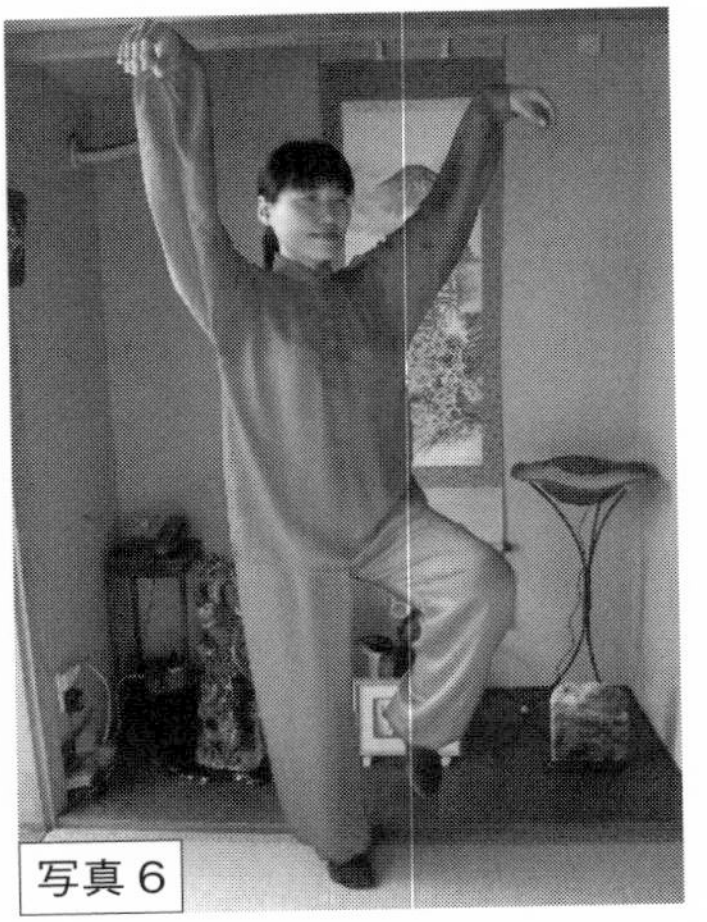

写真6

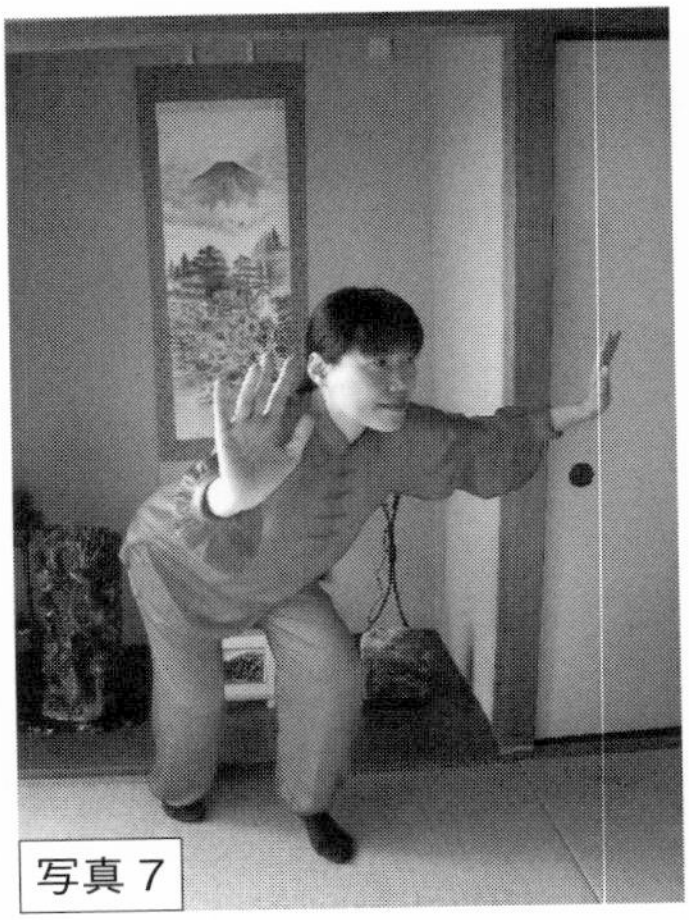

写真7

に右膝を曲伸し、体を上下させます（以下、手と体の上下動作を「点水」という）。次に、左足を軸に、手を肩の高さで左右に開き、横方向の「点水」を3回行います（写真5）。左足軸のまま、前方向に腕を移動させ、「点水」を3回行います。次に右足軸にし、手を肩の高さで左右に開き、横方向の「点水」を3回行います。

次に、左足を半分出し、体を45度左向きにして虚歩の姿勢になります。息を吸いながら両手をゆっくり上に上げ、ひじを伸ばして両手でV字の形をつくります。労宮から良い気を入れるとイメージします。同時に左足を引き上げます（写真6）。息を吐きながら、両手をゆっくり前に出して、同時に顔はあげて前に出します。このとき、両手の角度は約60度にします。重心はやや前足（左足）にかけます。指先から悪気を出すとイメージします（写真7）。次に両手をゆっくり両足腿の脇に戻して、同時に首も楕円の形で戻します。最初の姿勢に戻ります。この

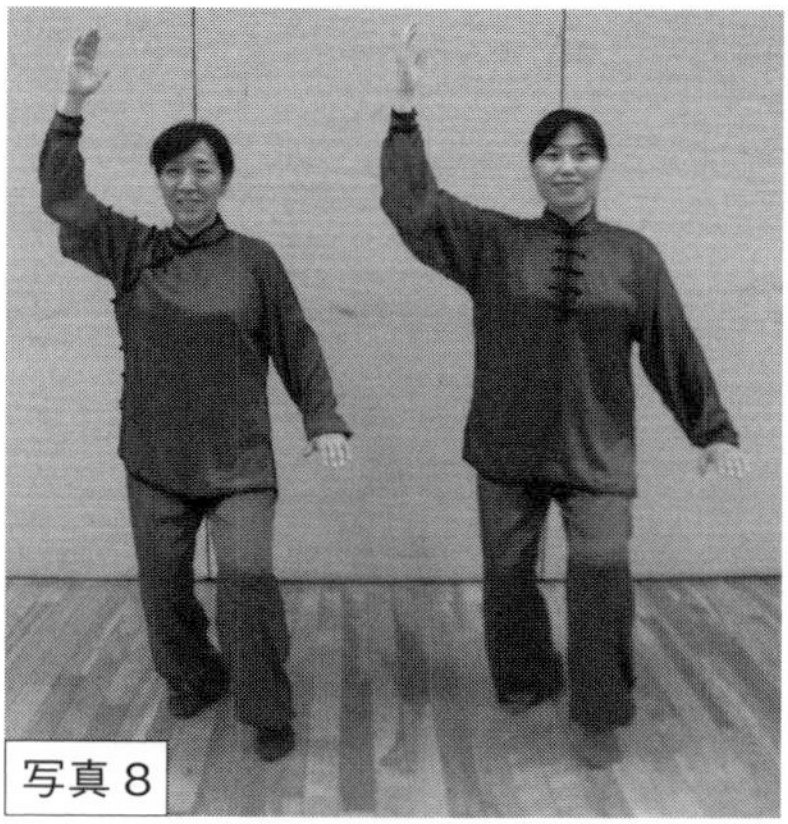

写真８

動作を３回繰り返します。１回ごとに左足を上げて行います。終わったら右方向に同様に３回行います。

次に、正面を向いて肩幅で立ちます。右足軸にして腰をやや落とし、左足虚歩になります。手は、胸の前で、左手上で右下腕と交差して構えます。次に右手は頭上へ左手は、左腰の横へ指先を前向きで移動させます（写真８）。この動作を２回繰り返します。

※「玄武」・「青龍」は省略します。

「白虎」

〈功理〉

虎は、「百獣の王」と言われます。また、人知・人力を超える力を持つことから守護神あるいは、僻邪の象徴と考えられてきました。

この気功動作は、虎の勇猛な雰囲気、そして威厳と大きな吼音が十分表現されています。

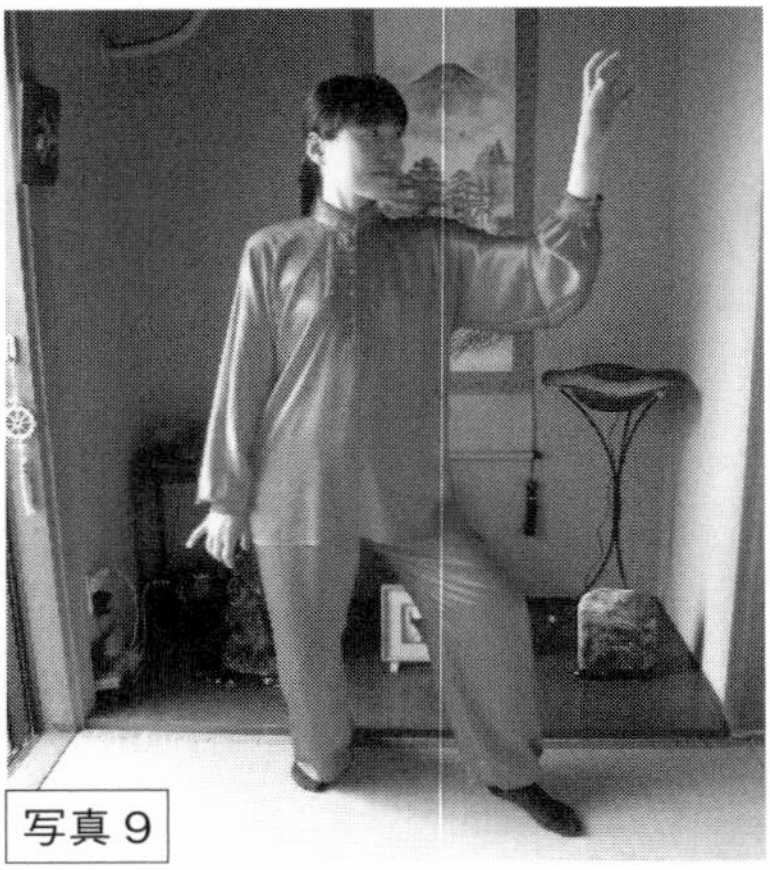

写真9

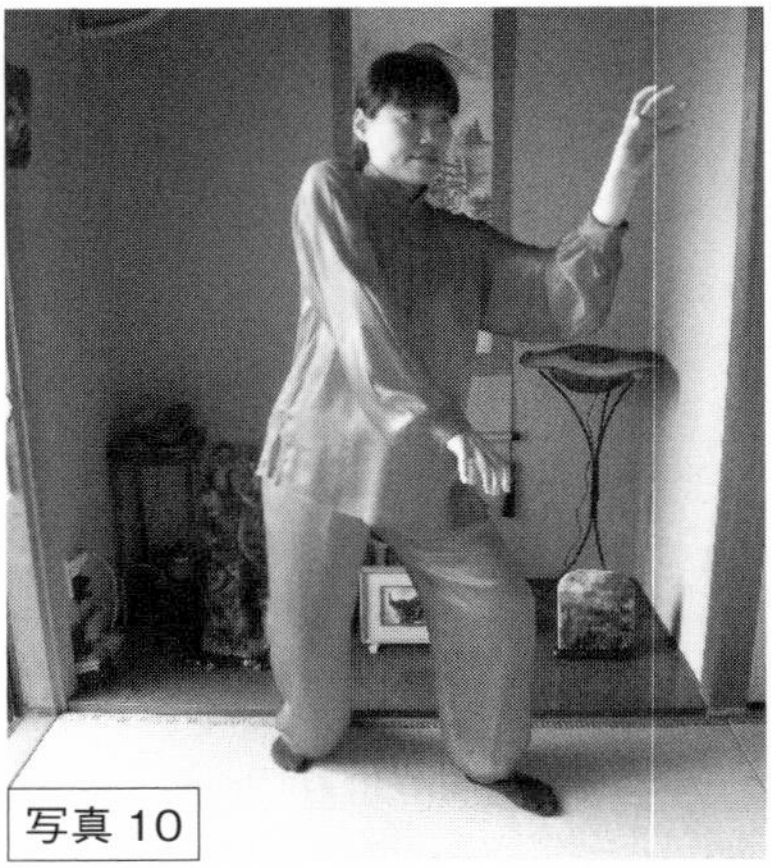

写真10

この気功動作練習によって、人間の重要な6つの関節のバランスを調整して邪気をよく出すことができます。その結果、真気を増やし自然治癒力を高めることができます。

〈功法〉

両足を肩幅に開いて立ちます。足の指先とかかとをまっすぐにします。微笑します。両手は手のひら後ろ向きで立ちます。動作はすべて自然呼吸で行います。

まず、左足と左手を1周まわします（楕円の形を描く）。左足は虚歩で、左手は頭より高くし、手は丸の形で手の中心（労宮）から良い気をもらうイメージをします。体を左45度の方向に向けます（写真9）。

次に重心を左に移動します。右手を体の前で1周まわして、右肩を少し上げてから（写真10）右手を左肩の前に置き、体全体を沈ませます（写真11）。

重心を右に移動させながら、左手を左腿まで下ろします。

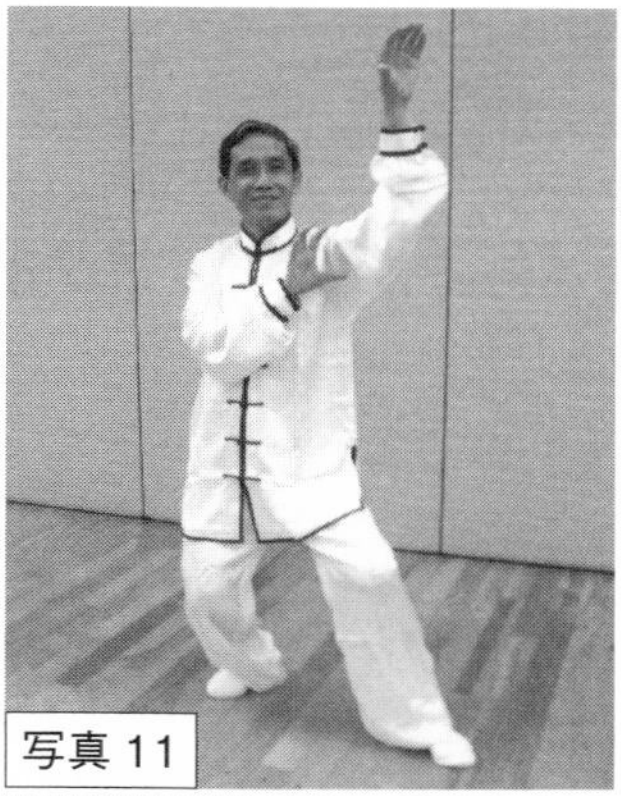
写真 11

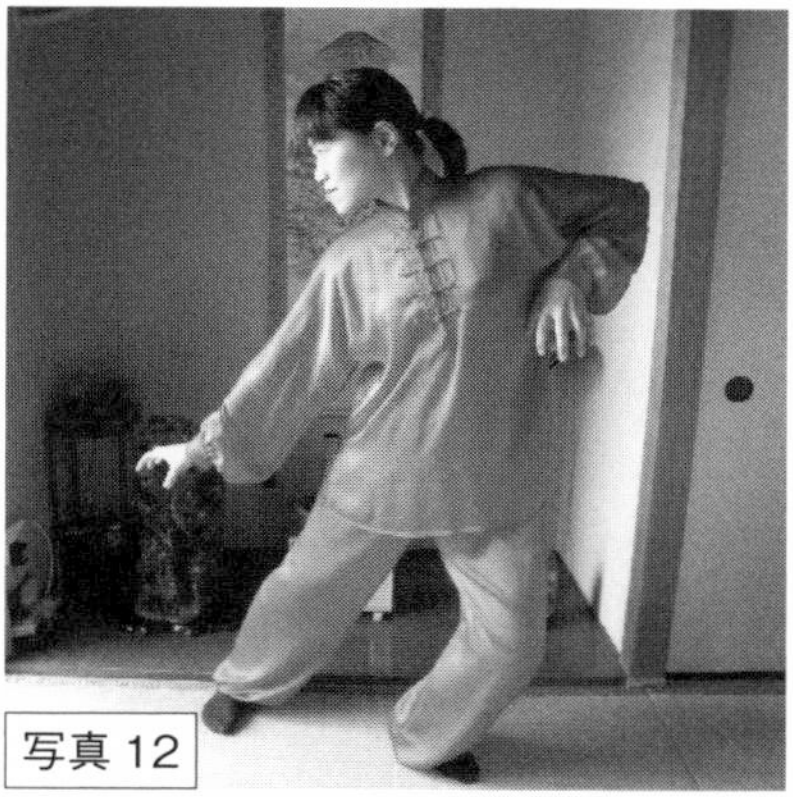
写真 12

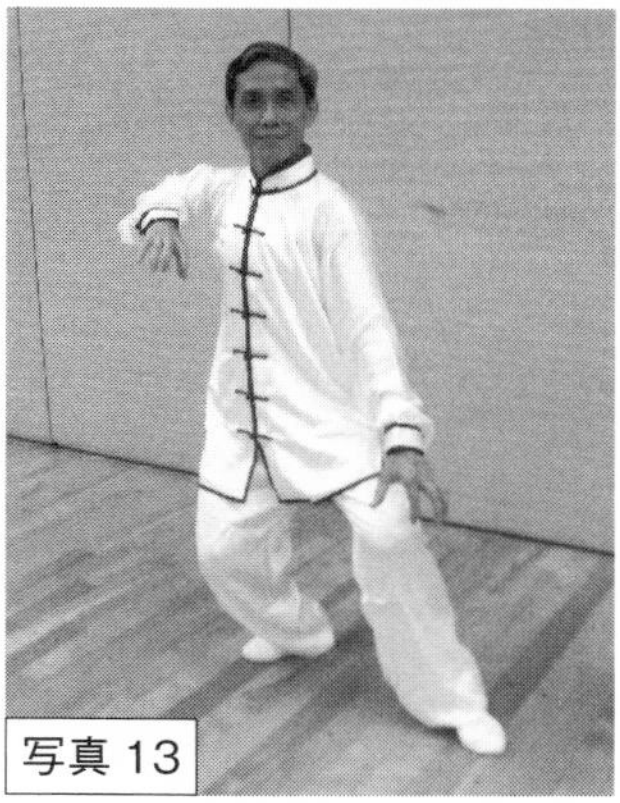
写真 13

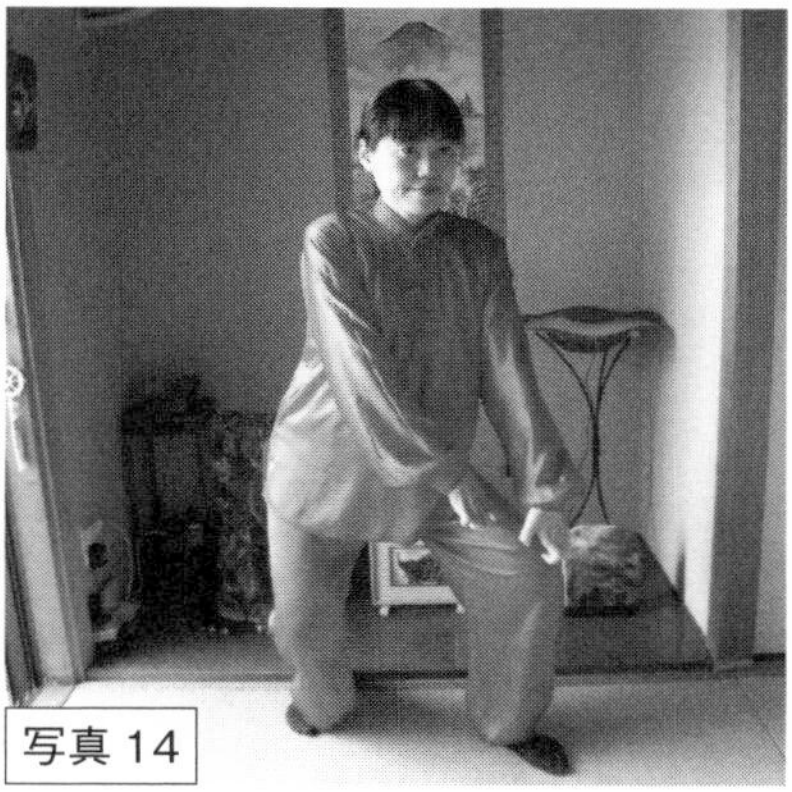
写真 14

次に重心を左に変えます。同時に右手を円の形で右にまわして右腿のところに置きます。左手を左脇に上げ、顔は右45度の方向を向きます（写真12）。

この後、体も左45度の方向に向けます。右手を右脇に上げながら、左手を伸ばします（両手は弓を引く雰囲気です）（写真13）。次は右手を下げて、重心も少し下げます。両手は丸の形のままで、左手は右手より少し下の位置になるようにします。ここから両手を虎の手の形に変えます（写真14）。

左足を上げながら、〝哄〟と

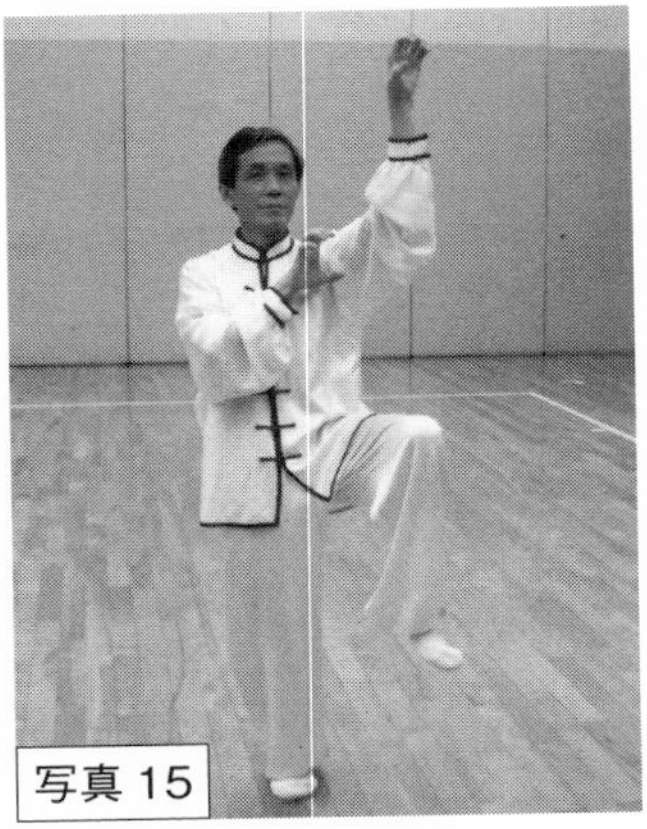
写真 15

声を出します。この時、左手は頭より上にして、右手は左肩前に置き、目線は左45度の方向です（写真15）。その後、両手と左足を下げます。ここまで1回と数えて、繰り返し2回行います。

逆方向の動作を行います。ここから、方向を変えて右45度の方向を向きます。前記と逆方向で同じ動作を繰り返し2回行います。

風水と住まいの密接な関係

良い家に住むと健康になります。日本では木造の家が多いので通気性が非常に良いです。気功理論として、5つの気の中では「皮膚」と「外部」の調整の気は、衛気です。衛気が多ければ、悪い気が入りにくい。衛気が少ないと、悪い寒気を受けやすい。私の生徒さんの一人は病院で友人のお見舞いに行って帰ると非常に疲れると私に話します。「先生、なぜそんなに疲れるのでしょうか？」私ははっきり答えます。「あなたは病人の悪い気を受けました。その通り、さらに彼女は病室の中、病人の足のそばでずっと立ったまま話をしていました。病人の悪い気は足裏からでます。」彼女が聞いて「なるほど」と言いました。それから、この生徒さんは教室の練習以外も自宅でも練習しました。さらに自宅の通風にも注意しています。それからこの生徒さんは非常に元気になりました。

もう一つの例を説明します。この生徒さんは料理がとっても好きで、とても上手です。しかし、料理をする台所の向きは別の家の庭になっています。料理の時は、窓を開けながら料理をしますが、隣の家の庭の窓に近い場所に、竹がたくさん植わっています。竹はその性質として非常に涼しい。彼女は冷え性で、まだ十分に健康な状態ではない。とにかく、季節によって冷たく、生徒さんは冷えを体に受けてしまっていました。寒くない時も寝るとき足には湯たんぽを入れています。湯たんぽがないと眠れません。この生徒さんの冷え性の原因は、隣の庭の竹の冷たい影響を受けています。この生徒さんは免疫力をアップする気功を練習しました。それからこの生徒さんも元気になりました。

以下は悪い気を出す方法を皆さんに教えます。

悪い気をたくさん出す方法

「甩邪気」

人体の中にはさまざまな悪い気があります（例：二酸化炭素・病気・寒気・邪気など）。悪い気があれば体は不調になり、気が滞れば気血の流れが悪くなるので新陳代謝も悪くなります。このように悪い気はさまざまな病気の原因になります。悪い気や老廃物を体の外に出して、体の掃除をすることはとても大切です。

（1）導引法

両手は腰の両側に置き、ひざを少し曲げる。息を吸いながら両手を上に上げる。上げた両手の指先を頭の両側に置き、息を吐きながら頭から体の両脇を通って足先まで移動させ、体と足の邪気を引き出す（この時、同時に両足を左右に振る）。両手を移動させる時、頭のところでは手のひらは内向きであるが、ウエストの辺りから手のひらを外向きにしていき、両手の5本の指先は体の両脇を指差すようにする。10回くらい繰り返す。

（2）折翅法

両手は開いて手の甲を前向きにし、足の腿の両側でかまえる。

息を吸いながら、左手は45度斜め後ろ・右手は45度斜め後ろに同時に上げる。この時、体を前に少し傾ける（かかとが少しあがる）。次に指を小指から1本ずつ親指まで引き寄せて、指先を合わせる（指先に邪気を集める）。指先に集めた邪気を一気に床（地面）に突き刺すように息を吐く（指先は下向き）。これを10回くらい繰り返す。

もう一つの悪い気と寒気を出す方法は「抖動功」です。

「抖動功」

抖＝振動すること。上下に体を揺らし邪気をだす。

（1）目的

・悪い気をたくさん出す。

・ストレスの発散。

（2）効果

冷え症、各関節の動きを柔らかくし調整する、邪気を出す、五臓六腑を養う、呼吸が深くなる、心臓の調和、神経のバランスをとる。

（3）功法

・肩幅で足を開き、立つ。

・全身の力を抜く。
・かかとは上げないで体を上下に揺らす。1分から3分位行う。
・その後、体を自由に動かし邪気をだす。動かしたいところを動かす。声を出してもよい。肩・腰・足など、疲れや悪い気を感じる部位をたくさん動かす。3分から5分くらい動き、少しずつ動くペースをゆるやかにした後、収功する。

〈イメージ〉

動きながら邪気を出すイメージをする。

下半身の悪い気は涌泉と足指先から、地球の引力に引っ張られてどんどん出て行く。

上半身の悪い気は、鼻・口・労宮・手指先から出て行く。

(4) 注意

・後半の自由な動きの時に、呼吸が苦しくなったら歩くようにゆっくり動いて調節する。
・意識(悪い気を引き出す)をすることが大事である。
・前半の上下の揺れは、基本的にはかかとを上げないで行う。つま先の刺激のためにかかとを上げて揺れることもある。

第四章　病気にならない体質を作りましょう

誰もが病気になる可能性があります。不老不死は、現代の医学の力では無理です。ただし、気功健康法を行えば、病気になりにくく、さらに免疫力、抵抗力が強くなります。ウィルス感染しにくい体質になります。

病気になる原因（P.14を参照）

（1）外部の環境…六淫
（2）内部の環境…七情
（3）不規則な生活の習慣
（4）ストレス
（5）遺伝因子
（6）現代社会における環境の悪化

（7）電磁波

気功の気は「5つの気」があります

気功健康法を習うと、病気になりにくいです。まず気功のよい面を分析します。気功の理論として、5つの気があります。この5つの気はお互いに関連しています。

2000g以下で生まれた赤ちゃんは、先天性に弱くても、後天的に大切に育てれば、元気になります。逆に、3500g以上で生まれた丈夫な赤ちゃんであったとしても、後天的に大切に育てられなければ不健康になります。精気と五臓六腑の気は密接な関連があります。

これから5つの気について説明します。

①元気：精気。先天の精から転化する。父母からもらい腎臓に蔵し、臓腑や組織の機能を促進する。三焦の作用により全身をめぐる。

②宗気：自然界の清気と脾胃から得た水穀精微を結びつけてできる。呼吸、心拍、血脈を司る機能を促進する。

③営気：水穀精微から化生する。脈中をめぐり全身に栄養を与える。

④衛気：腎の陽気から化生する。体表を守り外からの邪気の進入を防ぐ。臓器を温める温煦作用がある。

⑤臓腑の気：先天の精から受け入れて後天の精の滋養を得て機能する。

以下は私が施術した中で、五臓と五気に関連する症例です。

【事例1】夜尿症に悩む小学生

夜尿症に悩む10代。病院に通い薬を処方してもらっているもののなかなか改善せず、両親も心配でした。そんな時、学校の移動教室があり、夜のことが心配になりました。センターで先生から気をかけてもらい、今では薬を飲んでいないのに症状が一度も出ていません。これからは、先生にいつも言われること「冷えないように」を守るよう心掛けていきます。

この小学生は、精気が不足し、衛気も弱く、また冷え性が原因の症例です。

【事例2】5人家族3人子供のうち1人だけ病気になりやすい

原因は宗気不足と衛気の不足。衛気不足は悪い気と寒気が体内に侵入しやすいので、風邪をひきやすい。気功療法で気を増やし、さらに全身の免疫力も高めます。

【事例３】

栄気不足と腸内善玉菌の不足があると、時々おなかの調子が悪くなります。下痢や便秘など両方の症状があります。これも五臓と五気の関連性がある症例です。

気功の効能とスポーツの区別

生徒さんからよく質問があります。スポーツと気功の違いはなんですか？
以下は気功の効能とスポーツの区別を説明します。

（１）体内に気が流れることが実感できる。
（２）いろいろな気の感覚がある。
例：暖かい、びりびり、しびれる等
（３）気を増やすことができる。
（４）自然治癒力を高めることができる。
（５）潜在能力の開発（天目を開く）をする。
（６）練習時に脳波が変わる。

(7) 練習時に良いイメージをする。
(8) 真気は総合のエネルギーである。
(9) 邪気、寒気、病気を体内から出すことができる。
(10) 練習により、自分で自分の気が見えるようになる。
(11) 自分で自分の病気を治すことができる。
(12) 気功練習により、徐々に胎息ができるようになる。
(13) 直感が強くなってくる。
(14) 皮膚の防衛力が強くなる。
(15) 超能力が身につく。
(16) 大脳の知能指数が上がる。

まだ、関連性が多くありますので、気功セミナーでゆっくり説明します。

なぜ気功健康法を行うと病気にならないのか？　いったい気とはどのようなものなのでしょうか？　これから詳しく説明します。

まずは、気はエネルギーです。気功訓練により気を増やすことができます。日本では、気の関連する言葉が多いです。例えば、「元気」「病気」「気力」「気迫」「気持ち」など、たくさんあります。

一部の人の認識は、気は呼吸の気だけだと思っています。気功の気は呼吸の気ではありません。気功の練習により体内の気が増えれば、血液もサラサラになります。これから精気神を具体的に説明します。

精・気・神

a．精→精力（生まれつきのエネルギー）。元気ともいう。
b．気→気魄（静電、遠赤外線、電磁波などの総合のエネルギー）
c．神→心（脳の精深細微の物質及び意識思惟活動のものである）

練精化気　精気の訓練によって、真気を作り出すこと。
練気化神　第二段階で、気の訓練によって精神の高度な純化状態に入ること。
練神還虚　第三段階は最高段階で、神の訓練が高度になり、天人合一の虚無の状態に入ること。

陽気を増やすために「蛹動功」を紹介します

気功の練習の一つの目的は、天地人合一。つまり、自分の体は小宇宙であり、私たちは気功を行えば、天のエネルギーと地のエネルギー両方をもらうことができます。だからこそ、気功によって他の人よりもたくさんエネルギーをもらえます。さらに自分の体内の陽気を増やすのはとても簡単です。そのため自身の免疫力を高めることができます。今から病気にならず免疫力をアップする動作を一つ教えます。その動作の名前は「蛹動」です。

蛹動功は、私が作成した動作です。私は上海出身です。小学生の時、蚕を育てた経験がありました。学校帰りに40分歩いたところに、露店の蚕市場がありました。その時、好奇心で見た蚕は、桑の葉の上に乗って桑の葉を食べるのですが、スピードが速く、次の葉に移動して次々に葉を食べます。その動作を思い出しながらこの動作を作りました。蚕が葉っぱを食べる移動の雰囲気をまねして、この蛹動の動作ができました。この気功の効果は、まず人間の背骨の24本の骨（首7本、胸12本、腰5本）を調整し、骨の周りの筋・筋肉・靭帯を同時に刺激します。督脈の気（陽気）を増やせれば、悪い気も抜け、免疫力がアップし、病気にならない。さらに背骨の骨髄の色もだんだん赤くなります。

「蛹動」

これから動作を詳しく説明します。

まずは全身リラックス。目線は遠い場所を見てから真正面に戻ります。全身の力を抜きます。微笑で両掌は後ろ向き、呼吸を吸いながら両手の指形は４つの指関節をまげて（お椀を持つように）掌は下向き（写真①）、吸いながら徐々に両手を持ち上げながら（写真②）、労宮から良い気をもらいます。

両手が脇までいったら吸うのをやめます。息を止め、同時に腰を後ろに曲げ、目線は上にします（写真③）。

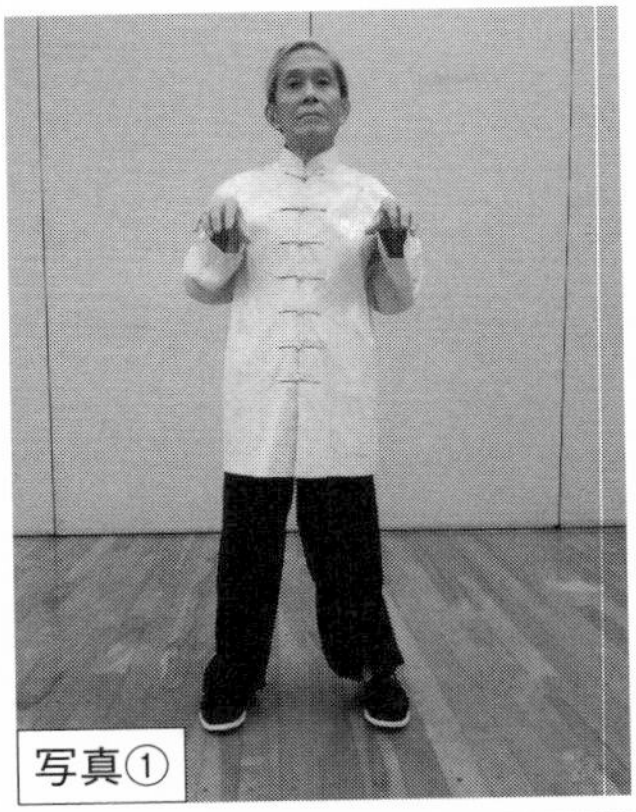
写真①

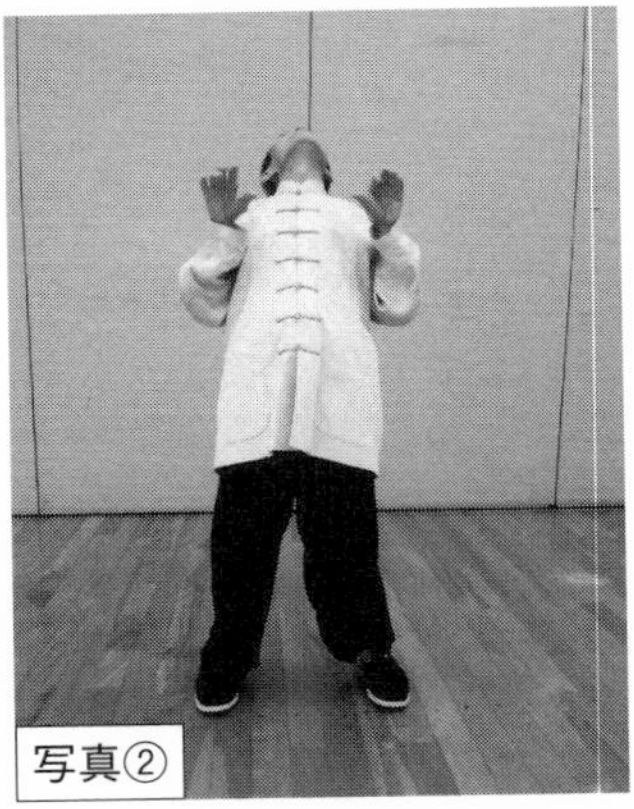
写真②

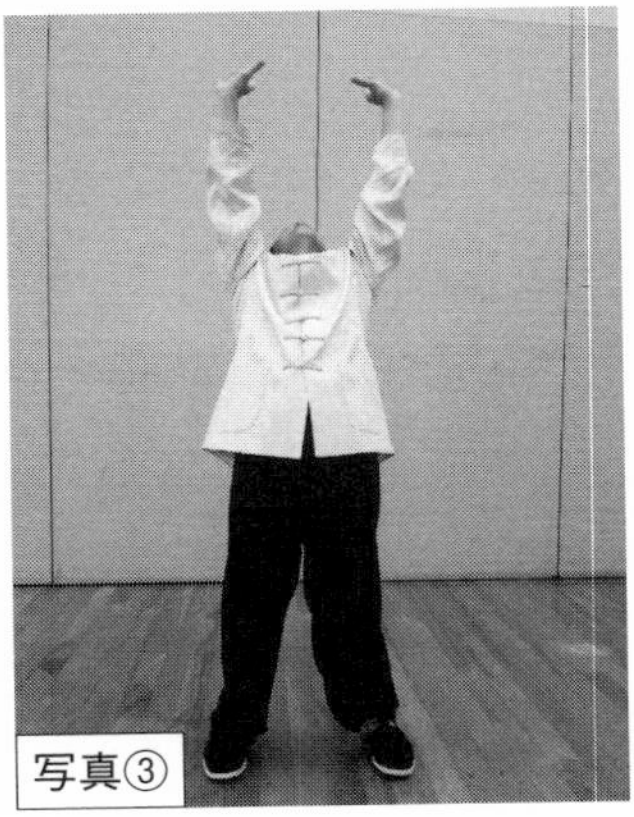
写真③

その時、天目は、1本の白い気を空につなげ、天からエネルギーをもらいます。この良い気は、百会→天目→天突（唾液を飲む）→膻中→神闕→丹田、このように吐きながら体の悪い気を労宮と手の指先から一緒に出します。

冷え性の人は、寒気が足の胃の経路の道を流れるようにイメージします。足三里として足指先から出ます。その時、息を吐きながら体をだんだん下げ、膝を曲げながら、上半身（肺・胸のあたり）をなるべく足腿の近くに近づけます。両手は両足のふくらはぎの外側につけます（写真④）。そして、労宮から良い気を体に取り込みます。息を吸いながら、また両手の肘を伸ばしながら徐々に上に上げ（掌は後ろ向き）、背中より高くなったら（写真⑤）、肘を曲げ、両手を脇まで戻します（写真⑥）。その時、膝をまっすぐに伸ばし（写真⑦）、目線は前向きにします（吸う終わり）。手は徐々に上に伸ばします（写真⑧）。目線は手の上にし、エネルギーをもらいます。手をゆっくり下ろします。

これをゆっくり10回繰り返します。イメージとして、自分が蚕のように全身の背中の24本の骨の中に気を入れます。全身の気が活発になります。

この動作の効果は、腰痛の予防、全身の12本の経絡の気が活発になる、人間の身体の6つの関節（肩・肘・手首・股関節・膝・足首）を調整し、交感神経と副交感神経のバランスを取ります。さらに、人間の骨髄もきれいになります。免疫力が高まり、健康寿命を延ばします。

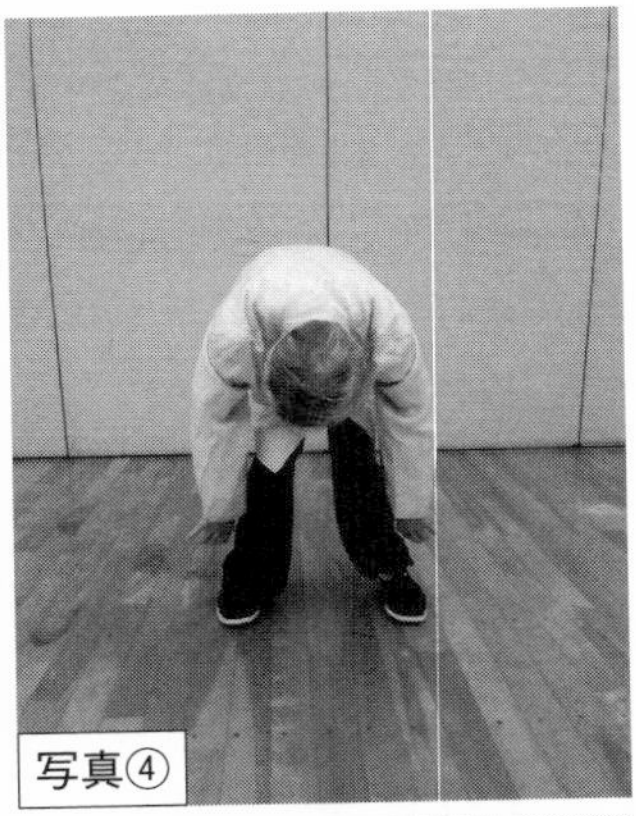
写真④

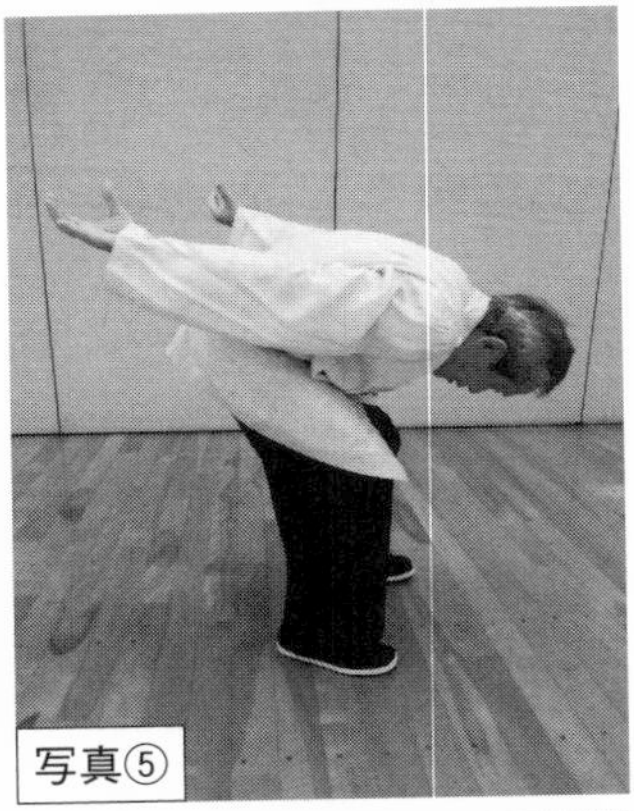
写真⑤

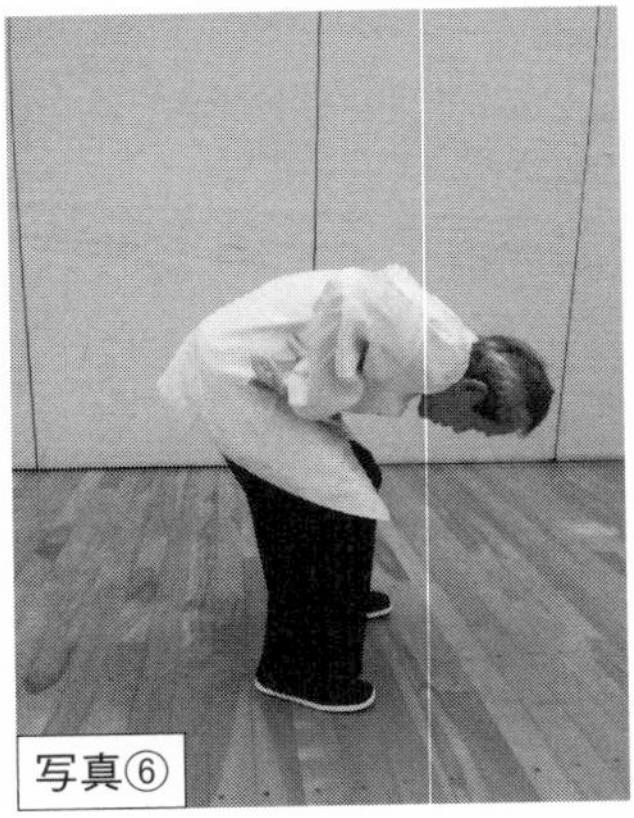
写真⑥

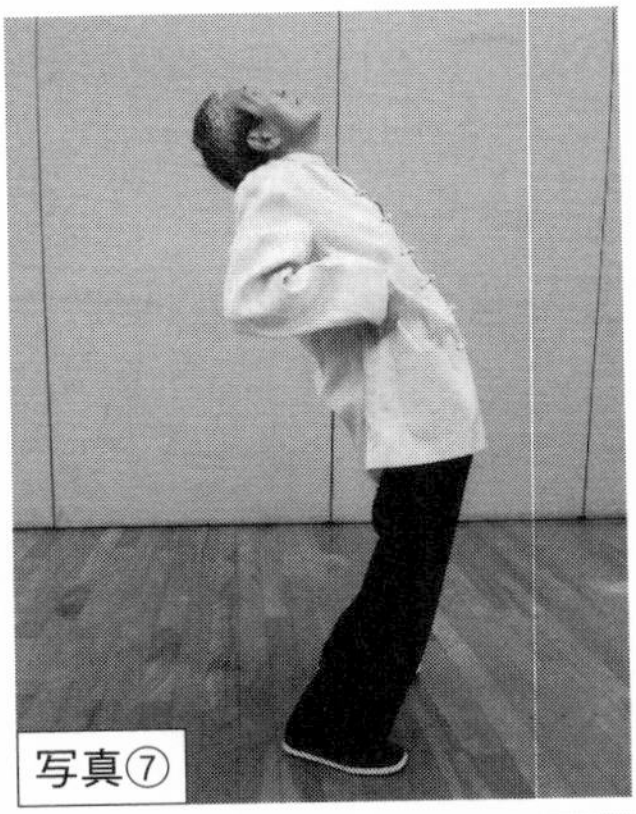
写真⑦

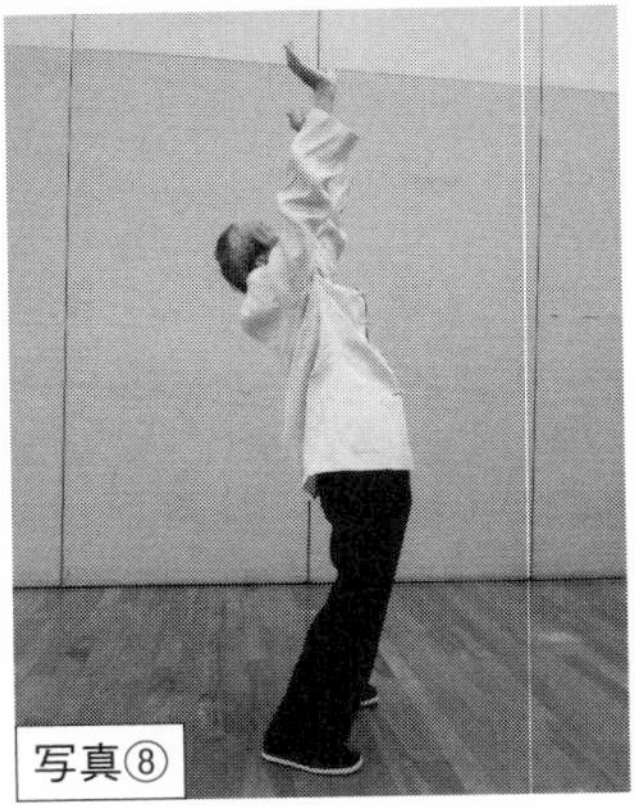
写真⑧

第五章　気功で天地人合一の境地

大宇宙のエネルギーをもらう

私の教室では、大宇宙の天のエネルギーをもらい、地面のパワーを吸収することを目的とした野外練習などを行っていますが、とても充実した時間です。

日本は、地理関係でとても良い位置にあります。日本の土地の約70％以上は山地・丘陵です。山の中は、良い樹木のパワーがあります。その山の植物と渓流の流れで自然の風景が現れます。さらに山の滝の本数が非常に多いです。皆さんもご存じのとおり、滝の流れている周辺はオゾン（マイナスイオン）が出ています。そのそばで深呼吸と気功を行えば、たくさんオゾンのエネルギーをもらうことができます。その結果として、呼吸を調整し、全身の気血の流れが活発になり、元気になります。

これから皆さんにどのように自然のエネルギーをもらうかを説明します。

採気とは

人間が生命力豊かに生きるには、いわゆる呼吸だけでは足りません。大宇宙の様々なエネルギー（気）を取り入れることが大切です。大宇宙の中で、太陽のエネルギーは最も強いパワーがあります。人間や植物、地球にある生命は、太陽から離れることはできません。中国少林気功センターの教室で使用の初級資料の中にある「採日精」で太陽のエネルギーをもらう方法を説明していますが、体の全体的な陰陽バランスを取るために太陽の陽気はとても必要です。また、月の陰気をもらうために月の引力のパワーも同様に重要です。月のパワーをもらうのは、満月を選ぶとよいです。また、星のエネルギーをもらうこともできますが、気功修業が足りないと感じることが難しいこともあります。

大宇宙のエネルギーは、地球上のいろいろな場所にあふれています。例えば、山、森林、海、高原、滝、湖、川、渓流、神社、寺等に沢山あります。その中でも、「ゼロ磁場」と呼ばれる特異な場所は、強力なエネルギーが発生し、癒すパワーがあるとされています（例：長野県分杭峠）。一般的にエネルギー（気）は、植物の豊富な場所にたくさんあると考えられており、そのため生物にのみ存在すると思われているかもしれません。しかし、生きていない物にもエネルギー（気）が存在します。例えば、宝石（水晶）や仏像等にもエネルギー（気）があります。気功の訓練を長く行えば労宮からそれらのエネルギーをもらうことができます。

気功修業の一つの目的に「天人合一」があります。天と地が大宇宙であるのに対して、人間は複雑な小宇宙です。大宇宙は開放的な系統であり、小宇宙（人体）と大宇宙がつながり一体になると、人間の様々なツボが開かれ、自分の体が大宇宙の一部であると感じられるようになります。その一体となるイメージを静功する時に持てれば、体と大宇宙が相対し、自分の体が大宇宙の一部になることを感じることができます。

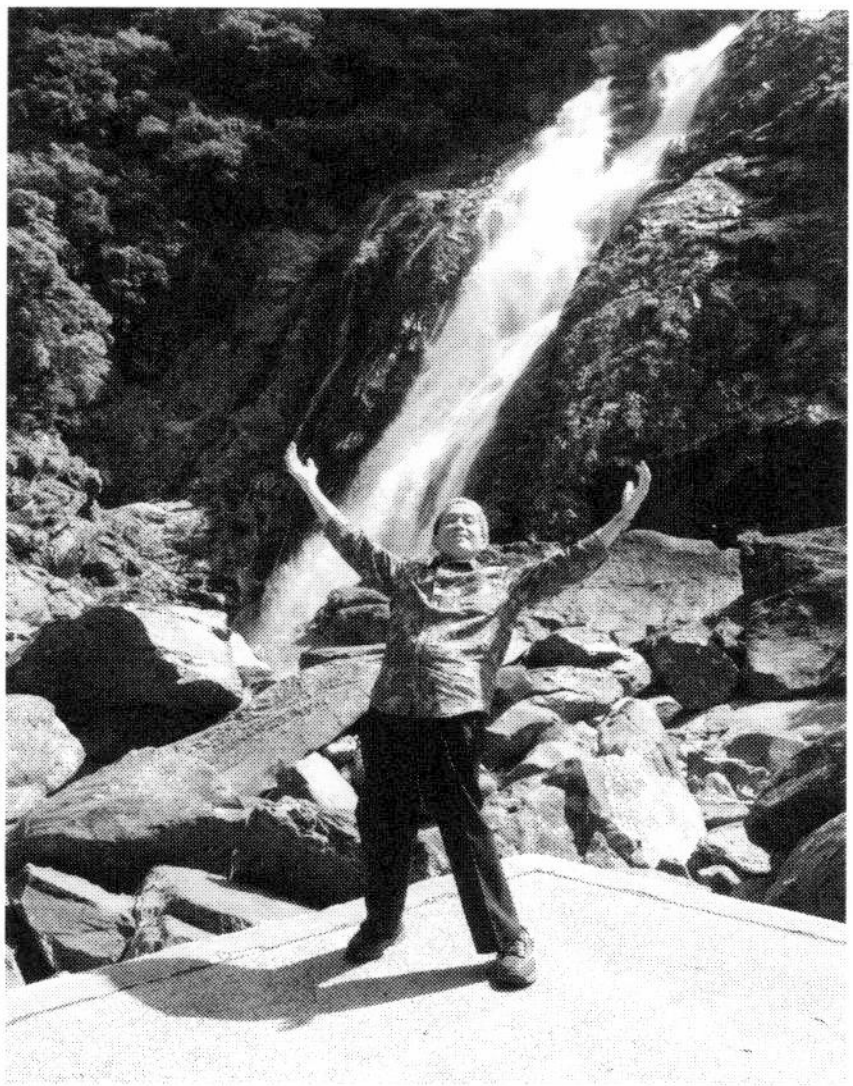

屋久島大川の滝　落差 88 m

現在の地球上での生活は、人間にとって厳しい時代です。だからこそ、いわゆる呼吸だけではエネルギーが足りないのです。一年は春夏秋冬の季節が巡り常に変化しており、風、雨、雷、電の自然現象が様々におこります。気功の訓練によってツボを開き、大宇宙のエネルギーを常に得られていれば、これらの極端な自然現象にも左右されず自分をコントロールすることできます。自分の体の様々なツボを開き、大宇宙のエネルギーをもらうと体の免疫力が上がり、丹田にエネルギー（気）をためることができ、疲れにくい体質に変化していきます。気功訓練の結果が不思議な現象となって現れます。延年益寿、増智開慧ができるようになります。

いろいろなエネルギーをもらうには、場所・天気・体調などの状況を見て、適切な状態でエネルギーをもらうことが重要です。例えば、雷が鳴った後は、大気中にオゾンが大量発生しているので、室内でも（雨が降っているなら）深呼吸すればエネルギーを得ることができます。また、雨が降った翌日の滝は水量が増すので、滝のそばで腹式呼吸や簡単な気功を行えばエネルギーをもっと得ることができます。

採気

（1）採日精（太陽からエネルギーをもらう）

①左足を前に出し、右足を後ろに引く。（弓歩の形）
↓右手を上げて、右手の労宮のツボと太陽が一直線でつながるようにかまえる。
↓太陽の光を一度見る。（太陽光線が直接、労宮に入る）
↓眼を閉じる。
↓息を吸いながら、右手と上体を後ろに引く。

※太陽のエネルギーが労宮から入ってくるイメージを持つ。
（気の流れ：太陽↓労宮↓手の内側↓天突↓膻中↓丹田へ）
↓息を吐きながら、右手と上体を前方に移動する。邪気を左足と右手労宮から出す。
（気の流れ：丹田↓脾関↓膝眼↓解渓↓足指先へ）
②右足を前に出し、①と同じように行う。
③両手は合掌する。（労宮と労宮の間隔を０・５ｍｍほどあけて、手首はつける）
↓太陽の光を一度見る。（太陽光線が直接天目に入る）
↓眼を閉じる。
↓吸いながらひざを曲げ、体を下げる。両手は合掌のまま行う。
※太陽エネルギーが天目から入ってくるイメージを持つ。
（気の流れ：太陽↓天目↓天突↓膻中↓丹田へ）
↓吐きながらひざを伸ばし、体を上げる。五臓六腑の邪気を足から出す。
（気の流れ：丹田↓脾関↓膝眼↓解渓↓足指先へ）

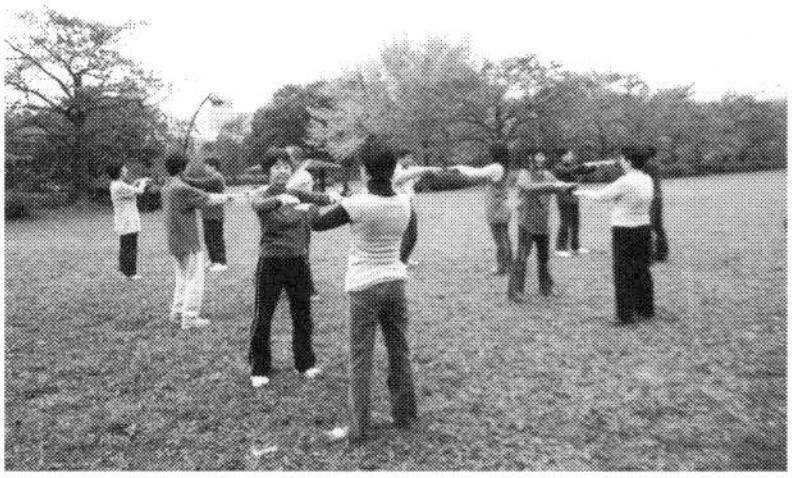
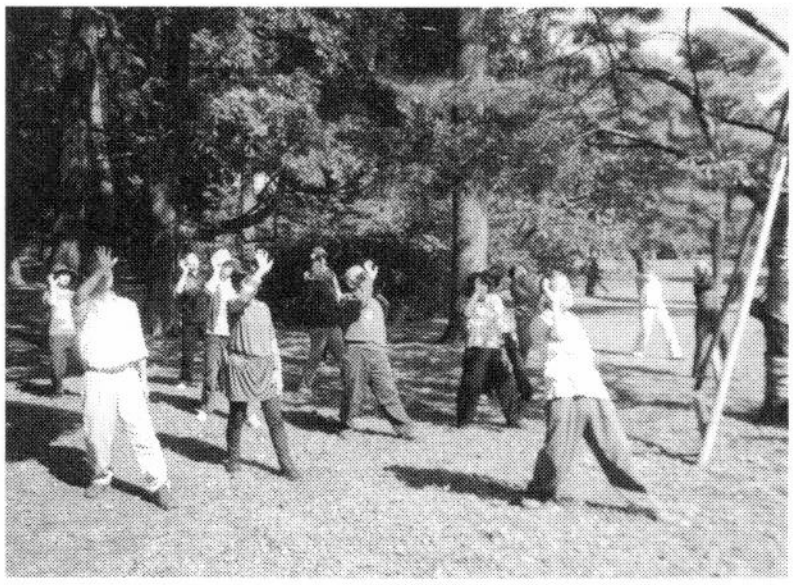

野外練習の風景

(2) 夕陽のエネルギーをもらう

「採日精」と同じ方法で行います。

(3) 木からの採気法――松、柏、楠《くす》、檜《ひのき》、槐《えんじゅ》、銀杏《いちょう》、椚《くぬぎ》、樟、ヒバの木など

①労宮から木の気をもらう（労宮を木にあてる）。

吸いながら、木のパワーが体の内側を流れる。吐きながら、五臓六腑の邪気を足から出す。

（気の流れ：木↓労宮↓内関↓天突↓膻中↓丹田へ）

②労宮と涌泉から同時に木の気をもらう。

a．右手の労宮を木にあてる。右足は木の根に置く。根がなければ、つま先を木の根元にあてる。

邪気を出すときは、左手の労宮と左足から出す。

（気の流れ：木↓労宮↓内関↓丹田へ／涌泉↓足の内側↓丹田へ）

b．左手と左足から、aと同様に行う。邪気を出すときは、右手と右足から出す。

③両手の労宮から木の気をもらう。

木をはさんで木の左側に左手を、木の右側に右手をあてる。邪気は足先から出す。

（気の流れ：木↓労宮↓丹田へ）

④丹田から木の気をもらう。

木に直接、腹（丹田の位置）をあて、木の気をもらう。邪気は足先から出す。
注意：胃腸の弱っている人はできない。
⑤指先から木の気をもらう（指は、「剣指」にする）。
吸いながら、木の気が体の外側を流れる。吐きながら邪気を足から出す。
（気の流れ：指先→外関→曲池→肩井→天突→膻中→丹田へ）

（４）木をはさんで互いの気を感じる。

木をはさんで二人が向かい合い、お互いに片手の労宮の位置を合わせる。
幹越しにひとりが剣指で円を描き、反対側の人は労宮で気感を確かめる。

（５）遠い場所（10ｍ以下）から木のエネルギーを取り入れる。

①右手・左足を前に出して行う。
吸う（気の流れ：労宮→内関→ひじ→肩→天突→膻中→丹田へ）
吐く（気の流れ：丹田→膻中→天突→肩→ひじ→内関→労宮→指先へ）
②左手・右足を前に出して行う。
吸う（気の流れ：労宮→内関→ひじ→肩→天突→膻中→丹田へ）

吐く（気の流れ：丹田→膻中→天突→肩→ひじ→内関→労宮→指先へ）

（一）〝気〟のある植物

A．木

①菩提樹《ぼだいじゅ》、②松、③柏、④楠《くすのき》、⑤椚《くぬぎ》（櫟）、⑥槐《えんじゅ》、⑦樟、⑧ヒバ、⑨銀杏《いちょう》、⑩金木犀《きんもくせい》（桂樹）、⑪常緑樹、⑫大樹、⑫檜《ひのき》、⑬桐、⑭楢

B．花

①くちなし、②茉莉花（ジャスミン）、③バラ、④桂花（金木犀《きんもくせい》）、⑤よい香りの花

※以上の樹と花のそばで気功練習をするとよい。ただし棕櫚、夾竹桃、沈丁花のそばの練習は良くない。

注意：冷え性の人は、梅、桜、竹のそばでの練功を避ける。

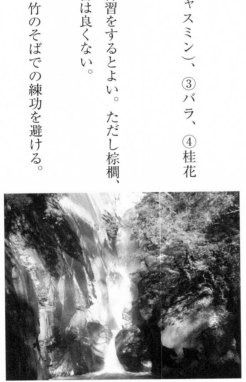

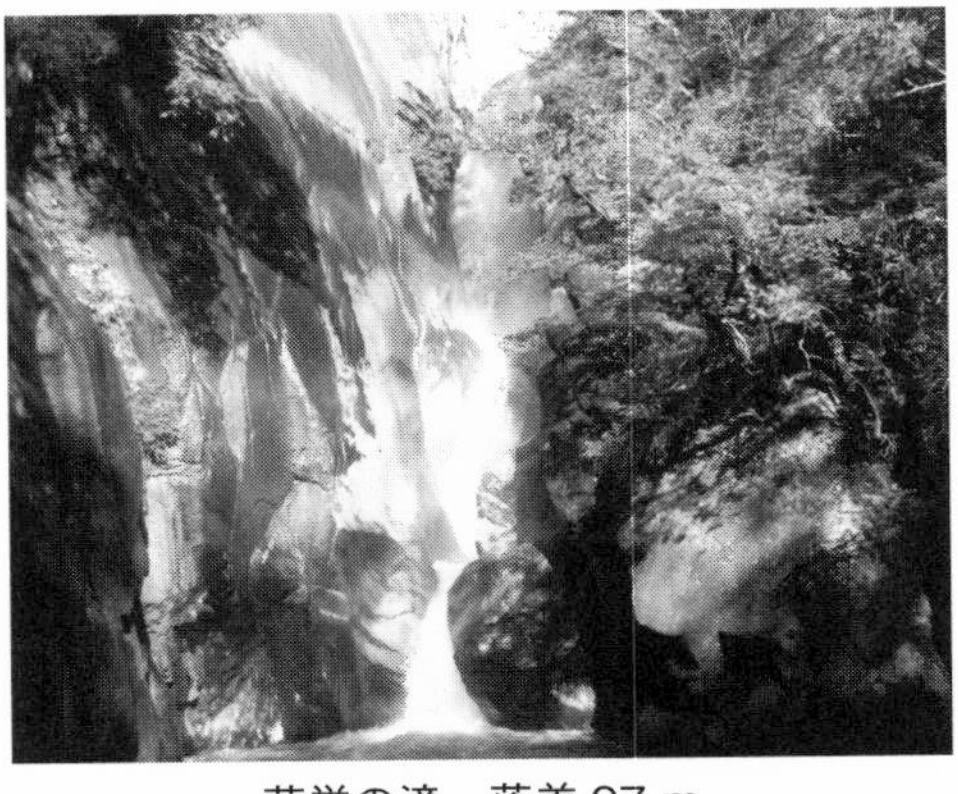

華厳の滝　落差 97 m
華麗な造形美　豪快な姿が見られます。

（二）〝気〟のある場所

①山の中

②滝のそば（オゾンがある）

③森林

④公園

⑤海岸（波打ち際にオゾンがある）

⑥雷がなった後の屋外（オゾンがある）

⑦神社、寺（特に山の中にあるもの）

（三）三大パワースポット

①富士山（浅間神社など）

②分杭峠（長野県伊那市長谷市野瀬）（ゼロ磁場）

③能登半島青の洞窟（石川県珠洲市）

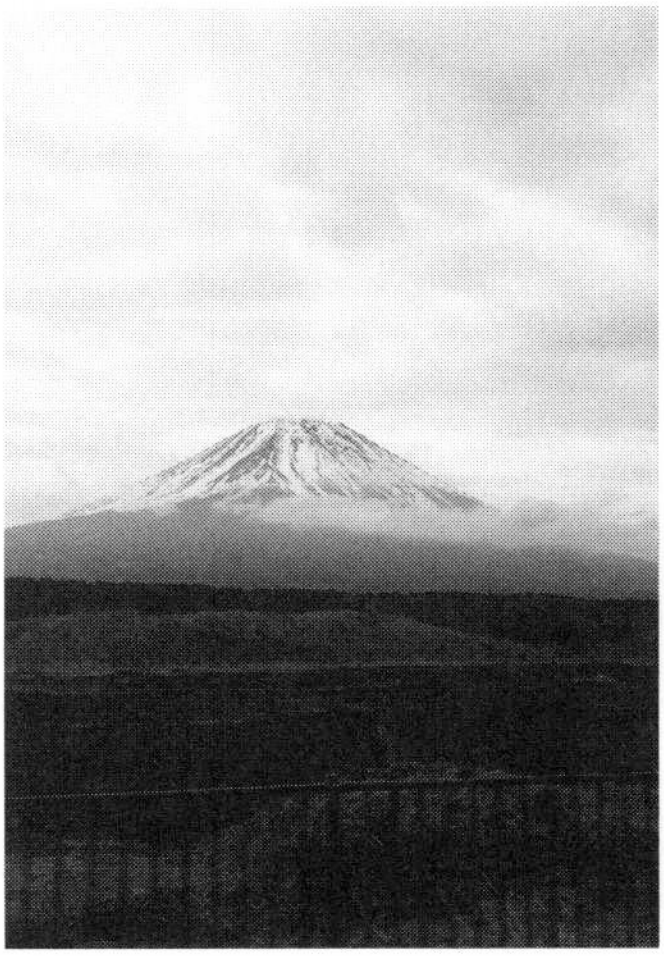

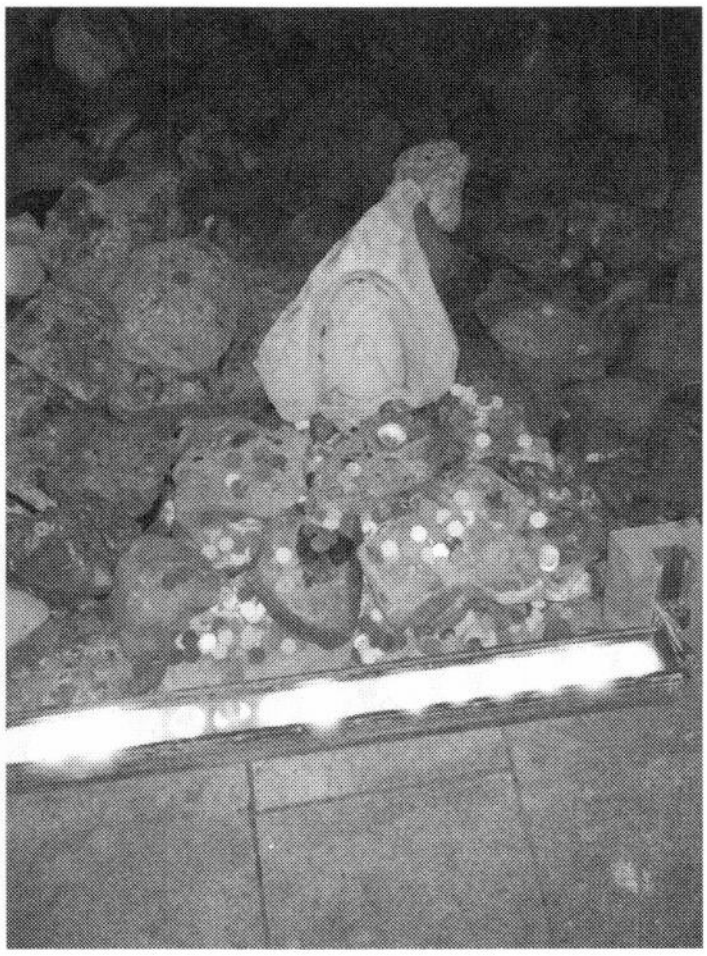

気通じれば痛まず

体内の気を増やすことはとても大事です。体内の気が詰まったり、通じなければ、不調になります。具体的な症状は、首が痛い、詰まる、凝る、重いなどさまざまな症状があります。気の理論として、気の流れの道は経脈（経絡）が詰まったり滞ったりします。しかし気がよく通れば、それ以上の症状も改善します。ただし、一般的な気功教室は一週間に一回しかありません。やる時間がありません。もし意識的に考えて毎日5分行えば体の調整ができます。休みの時は緑の多い場所で深呼吸してたくさん酸素を取り入れ、大宇宙のエネルギーをもらうのが肝要です。

気功と磁場の関係

人間は、電磁波を持っています。気功の理論として、気は電磁波、

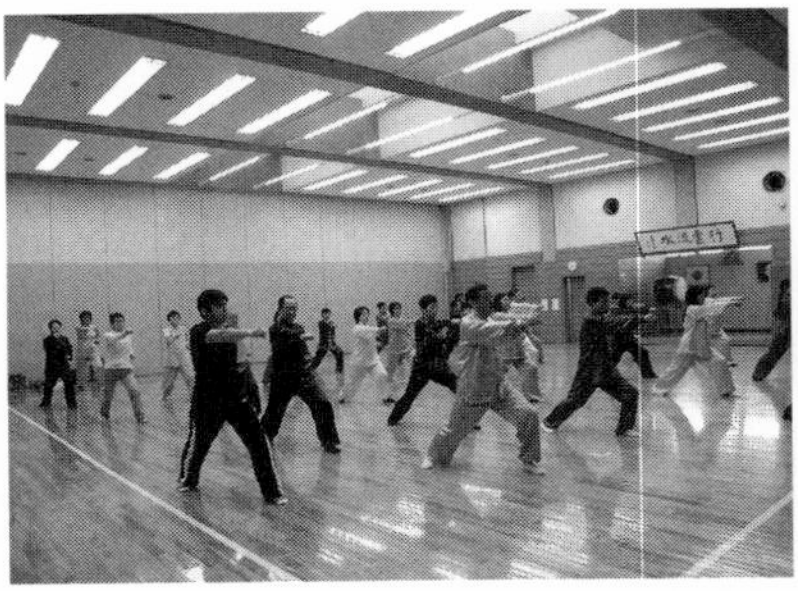

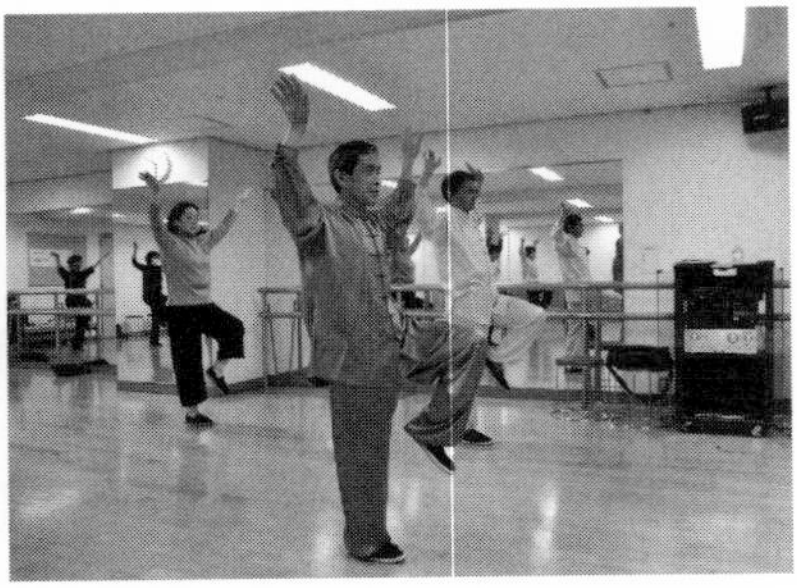

気功教室の風景

静電、遠赤外線などの総合エネルギーです。

一目ぼれがあると思います。実は二人が出会うとき、気の電波をお互い感じております。中国の古代に名言があります。「有縁千里来相会無縁対門不敲門」、つまり、もし縁があれば、北海道出身の男性と沖縄出身の女性と夫婦になる可能性があります。逆に縁がなければ、マンションの中の隣の人とぜんぜん話もしない可能性があります。縁は大切です。

もう一つ名言「無心栽柳柳成蔭、有心挿花花不開」、つまり、無意識で柳の木を植えると周り全部がたくさんの柳の木になり良い風景になります。しかし一生懸命花を植えても花が咲かない可能性もあります。縁はお互い気が通じる原因です。例えば皆さんよく言う、この人は空気を読める、これは気の感覚です。良い気功の先生は、教室の中では磁場を作ることができます。教室の中に大勢の生徒さんがいれば、磁場はとても強くなります。気に敏感な人は、気のエネルギーを感じやすいです。気功を練習すれば、誰でも気を感じやすくなります。良い気を増やせば、体内の気も感じやすくなります。これから気の感覚を具体的に説明します。

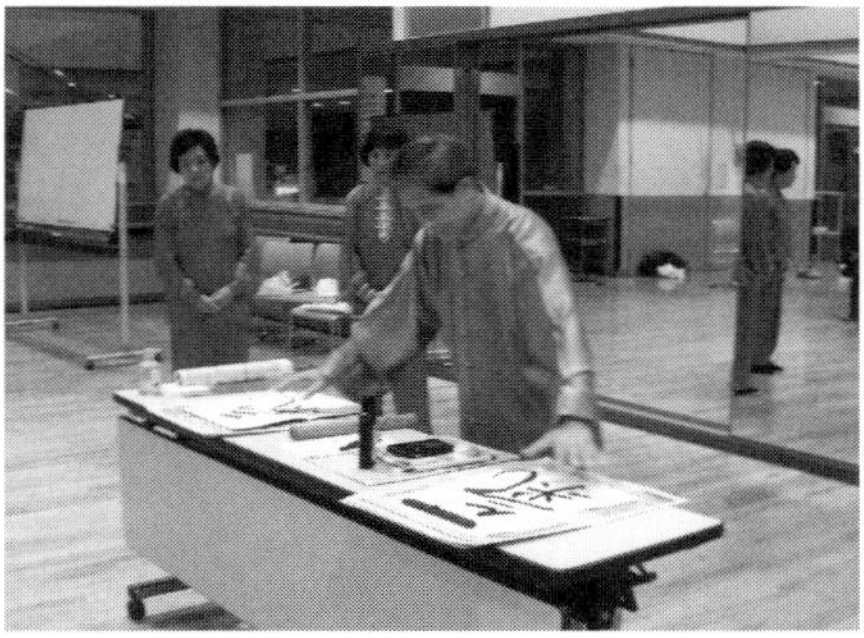
書道気功の風景

〈気の感覚〉

・気の存在は、様々な感じ方で表現されている。一般的に練功の初期に感じやすい感覚として「八触」がある。

酸（だるい）、冷（冷気の流れ）、熱（温感）、張（張る・圧力感）、麻（しびれ・かゆみ）、大（広がる・重い・硬い）、小（収縮・軽い・柔らかい）、光（光を感じる）

・人によって感じ方は異なる。ビリビリ、チクチク（針をさすような感覚になる）、モヤモヤ、ムズムズ、心臓のように躍動するなど様々な感覚がある。

・以下に説明する動作の練習によって、どんな感覚があるか確かめることができる。

・練功を積んでいくとき、時々この動作を行ってみると、気感の高まりや強さをチェックすることができる。

気をよく感じる人は元気になります。元気になるには、毎日5分行えば、体内の経絡の中の気がスムーズに流れます。ただし、練習しないとよい気を増やすことはできません。また、気は尖端放電の特徴があります。悪い気を指先から散らすこともできます。空気の中の良い気を入れることもできます。

〈生物全息能理論〉

信息の理論は、気功の中で最も深い理論です。信息は、生物から発せられるエネルギーですが、誰でも発することができるものではありません。長く訓練した者だけが発することができ、それらを「生物の全信息のエネルギー」と言います。

信息とは、最も小さく、微弱な状態で大宇宙の中に存在しているエネルギーであり、そのひとつひとつを信息元（しんそくげん）と言います。信息元は、生物体の信号を有し、その中身は信息元を発した者の遺伝暗号・能力・功能・エネルギーを備えています。これらは、遺伝子情報とは異なります。信息を発することの出来る人の身体を生物儀器と言い、それは精密な生物コンピューターです。吸収装置・発射装置・自動調節装置・分析処理装置の４つの機能を有しています。この生物儀器を有した気功師が発する信息は生物波であり、これを使って遠隔療法なども行うことが出来ます。この生物波は大宇宙の中で、距離や物質に妨げられること無く、届けたいと思う場所へ届けることが出来るのです。その速さは光の速さと同じであり、より訓練を積んだ者の発する生物波は超音速で届けることが出来ます。また、療法される人と大宇宙の間には空気がありますが、この空気が良いとよりエネルギーを強めることが出来ます。さらに、エネルギーの受け手（療法を受ける人）がレベルの高い状態にあれば、より多くのエネルギーを捕捉することが出来、ツボや毛孔も開き大宇宙と自分の身体が一体になる感覚も得ることが出来ます。その結果、天候やその他の変化があっても自分をコントロールすることができるようにもなります。信息は、現在生きている者が発する信息だけではなく、すでにこの世にいない人の信息もまた存在しています。たとえば、釈迦はすでに死んでいますが、そのエネルギーは大宇宙のいろいろな所に残っています。これを残留信息と言います。

こうして、たくさんの信息が大宇宙の中に存在しているのです。

気功練習の目的は、自分の信息を発射できるレベルに達することであり、また自分を無にし、大宇宙と自分が一体となることが出来るようになることです。そして、大宇宙の変化にも左右されない自分の心と身体を得ることです。

天の3つの宝

宇宙の中では3つの宝があります。これは、太陽・月・星です。気功練習の目的は、天人合一、天は大宇宙、人間は小宇宙、自分は太陽の素晴らしいエネルギーをもらうと体内の陽気を増やすことができます。身体の督脈は陽気が深く関連しています。太陽のパワーをもらうと、一部の生徒さんは督脈の気がスムーズに流れることを感じることができます。例えば、虫が背中の表面で歩くようなムズムズを感じます。その結果として、体内の一部経脈の気が活発になっています。免疫力も強くなり、元気になります。もし、体の陰の気が不足した場合は、夕方の太陽のパワーをもらう必要があります。（その時は太陽のエネルギーは、陽中の陰です）

私たちは、月の陰のエネルギーをもらうことも大事です。陰が不足している人だけではなく、体内の陰陽のバランスが良くない人にも効果があります。一般的には、月のエネルギーをもらう時期は、満月です。一年の中では、中秋の名月は一番エネルギーが強いです。日本では、カレンダーは陽暦を使います。中国では陰暦を使います。（8月15日。陰暦の8月15日のほうが、最も月のエネルギーが強くなります）

その日にちには理由があります。なぜならばその時は、月と地球が一番近くになります。引力といいます。この引力は、脳の中の血液の欠乏に非常に関係しています。脳の毛細血管は、たくさんあります。毎日少しずつ減退します。脳の毛細血管の血液が活発になれば、脳の活動はよくなります。脳の知能指数も増えます。

今回は詳しく人間と月の関係を説明します。この説明の前にまず、月と海の潮についての説明が必要です。毎月、月の引力によって潮が変化します。特に満月の前後は潮が激しく動きます。気象上は満潮となります。満月の時は、月の引力によって人間の神経にも大きな影響が出ます。また人体は60％以上が水分であり（年齢により違います）、月の引力が海の潮に与えるのと同様に人体にも影響を与え、体内の水分にも大きな動きが起こります。そのため、体のバランスも崩れやすくなります。満月の時は月と地球の距離が一番近いので、月の引力のパワーが一番大きくなります。その時の月のパワーを吸収すると、体の陰陽のバランスも良く取れ、気功の水準も上がります。そのため、気功練習者はなるべく満月のときに、月のパワーを吸収すると良いです。一年で最も月の引力が大きくなるのは、旧暦の8月15日の中秋の名月です。気功によって、太陽のエネルギーと月の引力の両方を吸収すれば、もっと自分（小宇宙）が大宇宙と繋がり、人生もますます楽しみになります。

しかし、一部の人にとって、月の引力は体にかなり影響があります。例えば、夜寝つきが悪い、なかなか眠れない、この症状は月の引力と関連性があります。または、先ほど説明したように満月の前後江の潮も関連性があります。中国の世界遺産の中で有名な素晴らしい風景の場所は杭州です。杭州の郊外に有名な江があります。この江の名前は、銭塘江です。毎年陰暦は8月18日頃は、潮の氾濫が激しいです。潮の打ち寄せる様子はそれは見事なものです。この壮観のため、この時期はたくさんの観光客が訪れます。

この他の宝も説明します。

地面の３つの宝は、水・火・風です。人間の３つの宝は、精・気・神です。まだ他にもありますが、今後機会があれば説明します。

第六章　気功は練習の目的

気功は1970年代から気功と言われています。以前は、中国では導引法と言われていました。現代の健康気功法で人気のある気功は「馬王堆導引術」などです。人間は、地球の村で生活します。皆さんは、生きていく上で、エネルギーをもらう必要があります。天と地たくさんのエネルギーがあります。天と地は、大宇宙です。人は小宇宙です。小宇宙と大宇宙が一体となることが気功の練習の一つの目的です。どのように天のエネルギーをもらうのでしょうか。以前は採気の部分は詳しく説明しました。

ツボを開く

体のツボはだいたい360ツボあります。もし一部のツボを開くと、全身の気の流れる道（経絡）がスムーズに流れます。気が活発になれば血液もサラサラになります。人間は、生きているときは経絡とツボが存在します。それぞれの役割分担をします。

例）鍼・お灸を使用するときは、ツボの場所をポイントにします。結果として、ツボと経絡の道を通れば全身の免疫力も強くなります。健康になります。私たちの教室の中では、様々なツボを開く練習があります。例えば、智明動功修持法、医療気功十八式の中の天地人合一の専門の気功を行えば、生徒さんたちはツボを少しずつ開くことができます。ツボを開くと、疲れない体質を作ることができます。一部の生徒さんが天目も開きます。天目を開くと、脳の細胞が活発になります。知能指数も高くなります。その結果として、超能力を持つことも可能になります。ただし、追及のし過ぎは目的を達成しません。

中国の言葉として、「水到渠成」があります。この意味は、本来山の中では水の流れる道はないが、年数によって自然と渓流の道ができてくるということです。だからこそ、気功が上達すれば、ツボを開けるようになりますが、そのためには、コツコツと練習するしかありません。

胎息のこと

誰でも胎息ができるわけではありません。練習により自然におへそで呼吸もできます。私の教室では、智明動功修持法の練習で、生徒さんたちが自分の頭の上に白いオーラを見ることができます。人により一つの色ではなく、三つ以上の色も見ることができます。白・黄色・紫・オレンジ・ピンクを見ることができます。その時は一部の生徒さんは、自分のおへそで自然に呼吸ができます。胎息のことを詳しく説明します。

人間は哺乳類です。自分が生まれる前に、母親の子宮の中で生きています。10か月ぐらい育ちます。出産前の呼吸はおへその呼吸をしています。生まれたと同時に鼻呼吸となります。赤ちゃんの時は天真爛漫、無心無雑念。ただし大きくなるといろいろと周りの影響で生活しながら消耗したり、病気になったりして、だんだんと調子が悪くなります。日本では60歳になると還暦となり、0歳に戻ります。ただし、一部の人は、60歳になっても若々しい、赤ちゃんのように元気な方もいます。だからこそ、胎息は、還老返童になります。その時は、ずっとおへその呼吸ではなく、一時的に自然におへその呼吸ができるようになると、若くいられます。脳の知能指数も高くなります。

天地人合一

天地人合一のレベルに到達するのは簡単ではありません。練習をすることがとても大事です。教室は一週間に一回しかありません。家で練習しなくては上達できません。気功を練習すれば、気・血液・津液を増やすことができます。その結果、免疫力もつきます。健康寿命を延ばすことができます。人は小宇宙と言い、天地は大宇宙と言います。天地人一体になるために一部のツボを開くことが重要です。もしツボを開くと、一日良く活動しても体があまり疲れません。原因は他人よりいっぱいエネルギーをもらえるからです。鼻からの呼吸だけではなく、ツボからもエネルギーをもらうことができます。いったい、ツボを開くとはどのようなことでしょうか。

例えば座るときは力を抜きます。両手の内労宮を上向き、多少気功の経験がある一般の人は、なんとなく気のボールが乗っている感覚があります。もし労宮のツボを開くと、手の中心部はなんとなく気が乗っている感覚だけではなく、心臓の脈の躍動のように感じることができます。その現象は労宮のツボが開いたから起こる現象です。他のツボも練習によって開くことができます。

私が初めて開いたツボは環跳でした。環跳の名前は、この円の形で躍動します。最初は、とても驚きました。おしりの場所が連続してボトボトします。その時に、自分でツボが開いたことを確信しました。皆さんも私のようにこのツボを開く雰囲気が現れたのなら、嬉しい悲鳴です。その時は、心も愉快な気分になりました。皆さんも努力すれば私のように次々にツボを開く可能性は十分にあります。ただし、絶対追及しませんので、自然に任せましょう。例えば、百会を開くと、空からたくさんのエネルギーをもらいます。

涌泉を開くと地面のパワーがもらえます。私の家族の友人が新しい土地を探しました。まだ不動産屋さん公開前のこと、その時は私の建築前に自分の足の裏の涌泉のツボがこの土地のパワーを確かめます。全体的に土地は普通の地面よりもやや高め、一軒家が約20戸建てられる広さ、この土地のパワーを涌泉から感じました。自分がこの地面の上に立った時は、涌泉がこの土地のエネルギーを非常に感じました。さらにその中でも一番いい場所を選びました。それからこの人の新しい家が建ちました。周りの環境もよいし、仕事の場所も近いし、この人の運勢もだんだん上がりました。仕事もとても順調です。だからこそ、人間のさまざまなツボを開くのは、とても役に立ちます。私は気功師としてとても喜びました。これから皆さんもツボを開く努力をしましょう。中国では、一つ名言があります。「滴水穿石」、つまり、山上の川の水が毎日少しずつ石にあたっていくと、その硬い石でも穴があくという意味です。だからこそ、何事も続けていけば、絶対に成功します。

これから気功が上達するために自分の体内の気の流れを感じることが大事です。

気功を練習すれば、ツボを開くだけではなく、自分の体と天と地が合一になるレベルになります。その時は、気功の奥の深さもわかると思います。

第七章　気功と五行学説の関係

五行学説

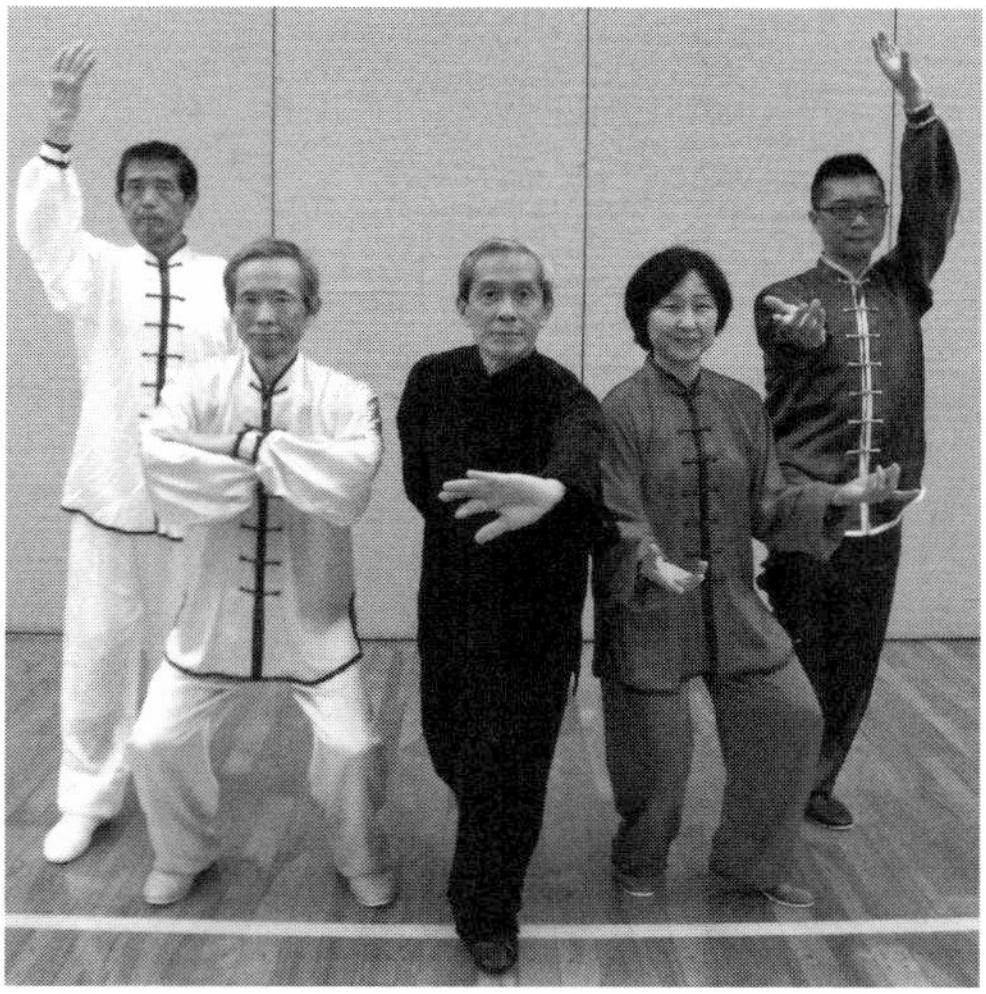

五行と言えば、「木・火・土・金・水」の5つの物質のことです。中国古代からの長い生活経験と実績のなかからこれらの5つの物質は、全て無くてはならない基本物質です。古代中国では五行のことを「五材」と言いました。「尚書」に次の文章があります。「水火者、百姓之所飲食也；金木者、百姓之所興作也；土者、万物之所資生；是为人用。（水と火は、平民が飲んだり食べたり食事を作るために必要である。金と木は平民が道具を作るために必要である。万物は土から生まれて、それらを人が使う）」

また、5つの物質には「生と克」の関係があります。5つは孤立や静止の状態にあるわけではありません。いつも相生と相克の運動の中でバランスがとられています。これは、五行学説の基本理論であり、中国古代哲学の重要な唯物弁証法は、この観点に依拠しています。

「木」の特徴は、成長。縦や横に伸びる性質をさします。「火」は、温熱、上昇、沸騰。「土」は、生化、受納、承戴の役割があり、また万物の母とも言われます。万物は土から生まれて、すべては消滅すると土に還るからです。「金」は、収斂、変革。「水」は、滋潤と上から下へ下がる性質があります。

五行相生の順番は、木生火、火生土、土生金、金生水、水生木。

五行相克の順番は、木克土、土克水、水克火、火克金、金克木。

いつも5つの物質が相生相克の関係で互いに循環し、生成したり消滅したりしています。その関係による連環は万物の中で良いバランスをとっています。

相生の関係で、木生火は、母子の関係でもあります。母は木で子が火です。母の「木」が燃えると、子どもの「火」ができます。また、火は、燃えた後に土に還ります（火生土）。土の中から金属や鉱物が生成されます（土生金）。金属や鉱物から鉱水（液体）ができ（金生水）、水（鉱水・液体）の栄養を吸収し木は大きく成長します（水生木）。

相克の関係で、木は土から栄養を吸収し成長しますが、そのため土は栄養がなくなってしまうから「木克土」。土は、堤防となって水の氾濫を防ぐので、「土克水」。水は火を消すので「水克火」。火は金属を溶かすので「火克金」。金（属）で作られた道具は、木を切り倒すので「金克木」。このようにお互いをけん制しているのです。

また、五行と中医学の五臓も密接な関係にあります。木は、真直《まっす》ぐ上に伸びたり、曲がりながら横に伸びたりする「生発」の特徴があります。この性質に似ているのは、肝です。肝は疏泄（発散）の性質があるので、抑制されることが苦手なのです。

火の特性は「温熱」の性質です。火は燃えるとき徐々に上昇していきます。心の陽気が強ければ、温煦の効能があるので心属火（心は火に属する）となります。

土の特性は、地球上の広い範囲を覆っている物質なので包容力があり、万物を育てる性質です。脾は運化（水穀の精微の物質を伝運・輸送及び消化吸収すること）の役割があります。また、五臓六腑と四肢百骸（百骸は骨など体を構成するすべて）に栄養を与える役割があり気血を生化させる元になります。だから、脾属土となります。

金（金属）の特性は、清粛（すっきりした様子）です。肺気は粛降（気が下がること）の性質があるので、肺属金となります。

水の特性は潤下で、下に流れる性質があります。また、容器によって形が変わるように変化する性質もあります。腎は、蔵精と体内の水分コントロールが効能であるので、腎属水となります。

五行と大自然、人体との関係

このように五行学説では、臓腑それぞれの配属が決まっています。さらに、大自然にある五方・五季・五気・五味・五色等と人体の五臓六腑・五体・五官・五志等とは密接な関係があると考えられています。また、五臓は、単独で働いているのではなく、お互いに「資生と制約」の関係を保ち関わり合いながら活動しているのです。

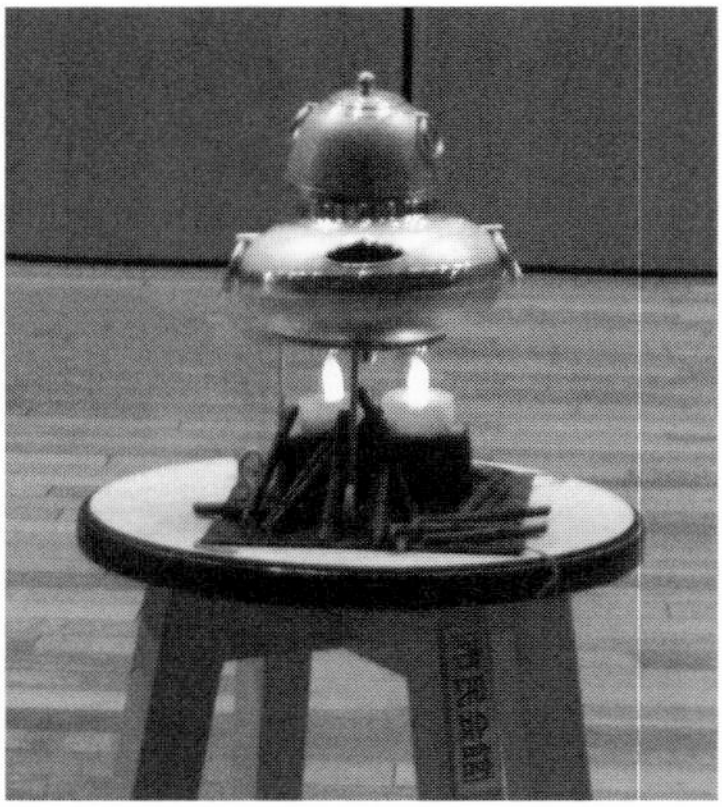

この道具は、「金」を表現しています。金の道具の中に「水」が入っています。

このテーブルの上に「土」があり、土の上に「木」があり、木の上に「火」があります。

この五つのものが一体になることを表現しているのです。

以下に五行学説における大自然にあるものの関係性を表にまとめました。これにより、それぞれが関連していることがわかります。

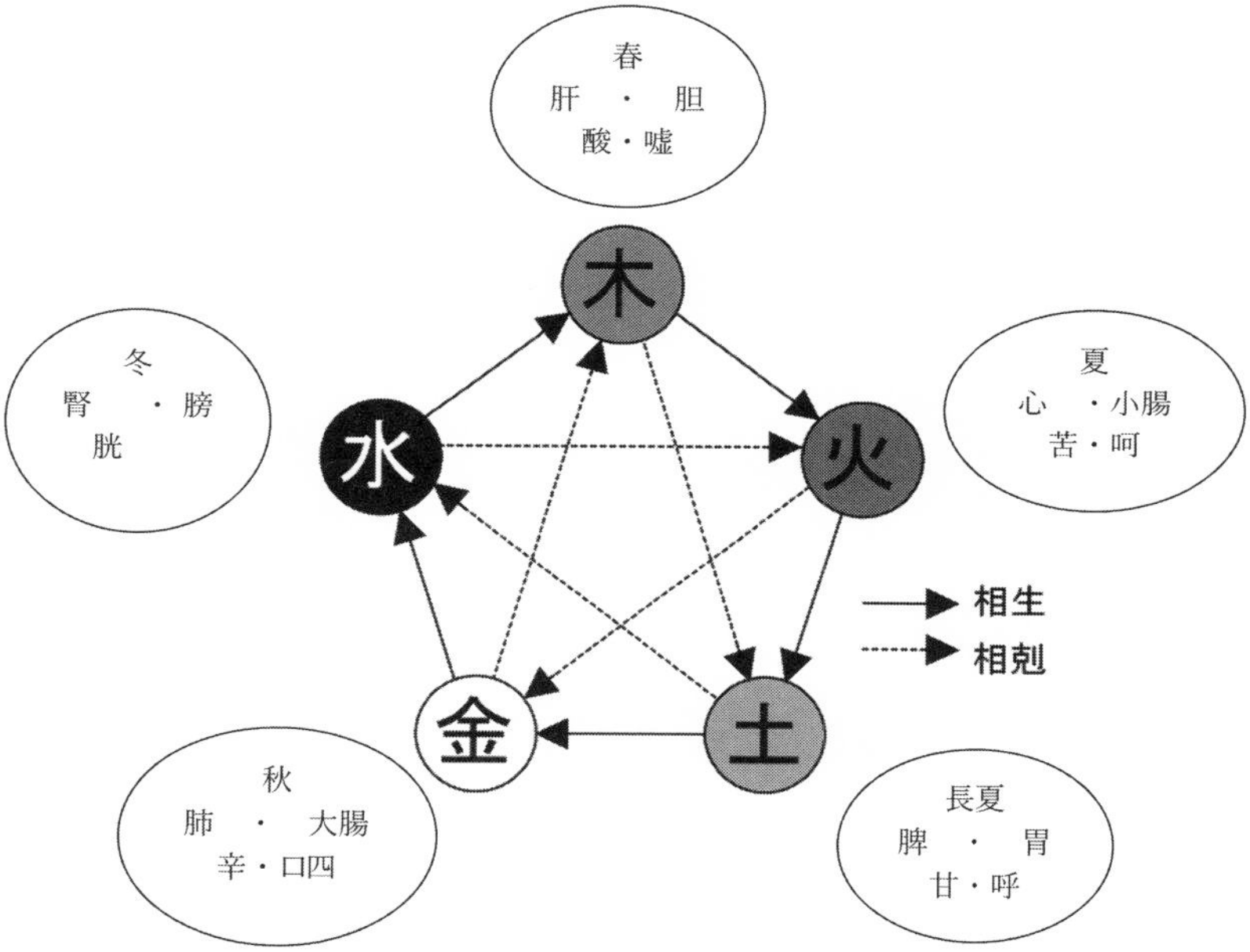

自然界				五行	人体			
五色	五味	五気	五季		五臓	五腑	五官	五体
青	酸	風	春	木	肝	胆	目	筋
赤	苦	暑	夏	火	心	小腸	舌	脈
黄	甜	湿	長夏	土	脾	胃	口	肉
白	辛	燥	秋	金	肺	大腸	鼻	皮毛
黒	咸	寒	冬	水	腎	膀胱	耳	骨

第八章　気功と陰陽の関係

陰と陽と気功は密接な関係があります。陰陽は哲学です。迷信ではありません。人間は生きている時は、周りの環境や体内では陰と陽の両面があります。体内の陰陽の例えとして、上半身のぼせる（陽）、下半身が冷たくなる（陰）、体の左側が冷たくなる（陰）、右側が左側よりは若干暖かい（陽）があります。体内の陰陽のバランスがとれないと病気になります。

また、スポーツ選手として一番絶好調になったらオリンピックで金メダルをもらいます。富士山の頂上に登った気分になります。その時、陽になります。ただし、金メダルをもらった選手はずっと調子がいい状態ではありません。例えば、訓練中にケガをしたり、年齢が重なると成績が落ちてきます。タイミングによって引退しなければなりません。陽から陰に代わります。だからといって、陰が悪いわけではありません。

もう一つの例です。株をやっている人は、ずっと儲けているわけではありません。いつか損をしてしまうこともあります。人間は欲望を強く持ちすぎてはいけません。株を儲ける（陽）、株で損する（陰）となります。陰と陽の理論を理解すれば、株の調整もできます。これから自分の人生は楽しく健康で生きていくことができると思います。

陰陽の理論と日常の密接な関係性

人間は実は体内の陰と陽のバランスが崩れれば病気になります。

誰もが病気になったことがあると思います。体内の陰と陽のバランスが崩れれば病気になります。現代人は病気になりやすい環境の中で生活をしています。年配の人は冷え性が多い。例えば一部の人は、上半身がのぼせます。足が非常に冷たくなります。冬の時は湯たんぽを入れないと眠れないこともあります。だから陰陽の知識をわかっている私たちとしては焦らずに日常の生活の習慣・リズムを規則正しくすれば健康になります。人間の普通の健康の3つのポイントは睡眠・食事・排泄です。もしそのうちのどれか1つが崩れれば健康ではなくなります。3つのポイントが問題なく、適切な運動があれば、今の健康寿命は100歳になる可能性もあります。

一部の人は右側よりも左側のほうが体温が低い、これも陰と陽のバランスとなります。

体内のバランスをとれば、冷え性・関節痛・胃と腸の不調・自律神経のバランスが整います。

これから、関連の気功を紹介します。

「陰陽抱球法」を紹介します

「陰陽抱球法」

自分の手の間にある、外気を感じるための訓練法です。掌の労宮を向かい合わせて気のボールを持つようにし、その手の形を変えたり、８の字を描くように流れのある動作を行う中で、陰陽理論に基づいた「陰陽の転化」が生じ、労宮の気を良く感じるようになります。動作を行うことで、外気を大宇宙のエネルギーと一体化するための訓練法です。

〈功法〉

1. 足は肩幅で立つ。膻中で両手の内労宮を向かい合わせて１つの気のボールを持つようにする。胸の前でそのボールを立体的な８の字を描くように３回まわす。
2. 両手を最初の形で膻中に戻す。左ウエストの位置で左手上右

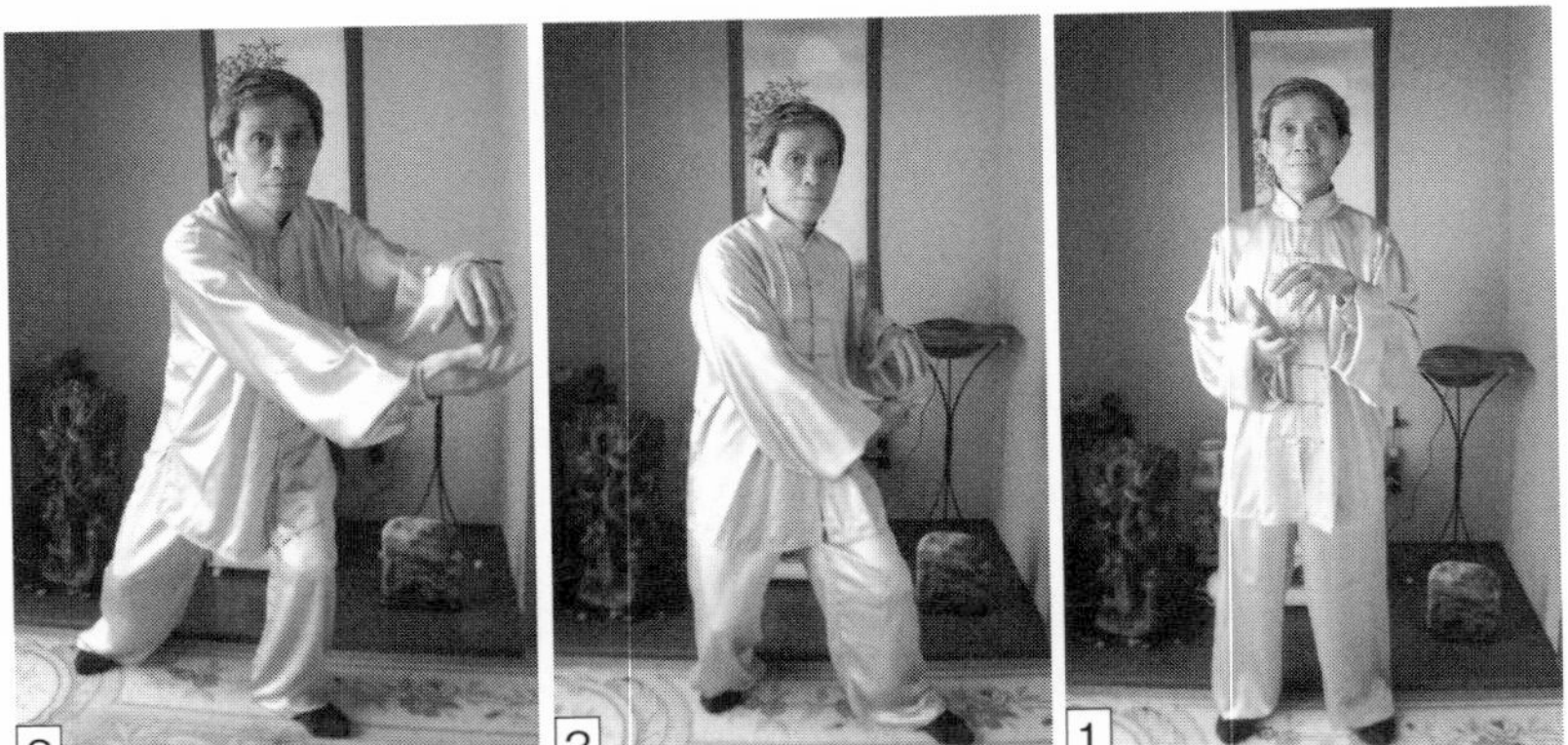

1　2　3

手下で気のボールを持つ。同時に左足を左45度方向、少し前に出す。重心は、右に寄る。

3. これから、前方に、大きな8の字を描く。左足に重心を移動しながら、両手を左横へ膨らむように曲線を描きながら動かしていく。両腕が軽く伸びる位置まで、十分に動かす。

4. ここから、重心を右に移しながら、左斜め前方から斜めの線を引くように右脇の方向へ持ってくる。

5. 右腰の位置で右手上になるよう手を転換する。ボールを落とさないように柔らかく手を入れ替える。

6. 右手上のまま、両手を右横へ膨らむように曲線を描きながら動かしていく。両腕が軽く伸びる位置まで、十分に動かす。

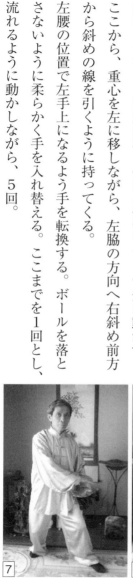

7. ここから、重心を左に移しながら、左脇の方向へ右斜め前方から斜めの線を引くように持ってくる。

8. 左腰の位置で左手上になるよう手を転換する。ボールを落とさないように柔らかく手を入れ替える。ここまでを1回とし、流れるように動かしながら、5回。

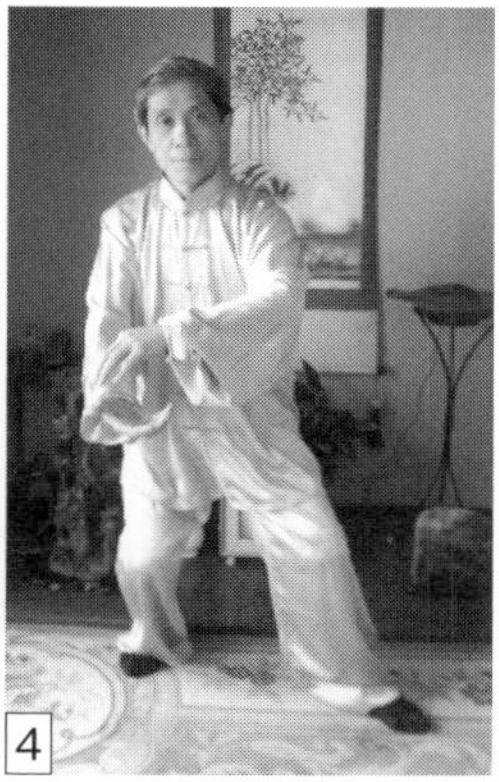
4

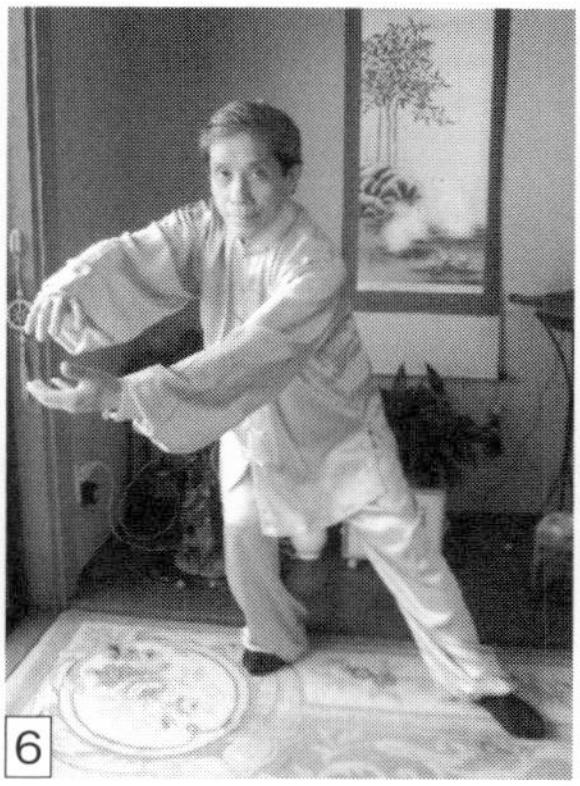
6

7

9. 終わったら、左足を肩幅に戻す。左にあるボールを体の前を移動して、右脇に持ってくる。そこで、右手上に転換する。

10. 右足を右45度方向、少し前に出す。重心は、左に寄る。

11. 左側と同様に5回行う。5回行ったら、右足を肩幅に戻し、膻中に両手を戻す。ここで、1の要領で立体的な8の字のようにに5回まわす。

12. 気のボールを持ち上げながら天目に入れ、丹田まで手を下げる。収功を5回行う。

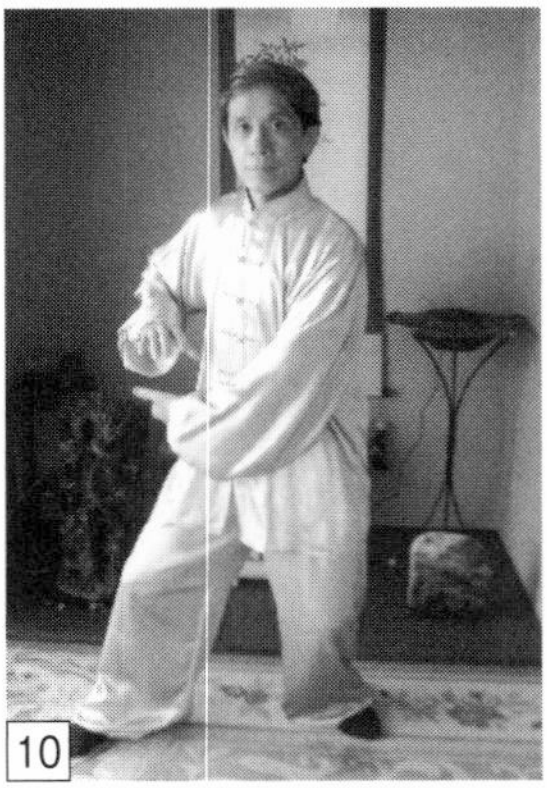

10

＊体の前方に床と並行に無限大∞

体内の陰陽と食材の陰陽の関係性

現代の日本人は食事の中ではお肉が魚より多いです。肉をよく食べる人は、体内の体液は酸性になります。その結果、癌になるリスクは高くなります。

ただし、そのことによって肉を食べないのはよくないです。子供の成長期には、お肉はとても必要です。年寄りの人は、お肉のタンパク質を適切にとれば大事です。もちろん、みなさんのご存じの野菜はアルカリ性です。バランスのとれた食事をとれば健康になります。日本のお医者さんがよく患者さんに勧めるものがあります。

「まごはやさしい」。つまり、7種目をよく食べると体内の管理と陰陽のバランスもとれます。ま（豆）ご（ごま）は（わかめ）や（野菜）さ（魚）し（しいたけ）い（いも）。食事は日常生活においては、とても重要なポイントです。胃の吸収が満足できれば脳のホルモンも増やします。これから薬膳料理を紹介します。

〈気功と薬膳〉

1．解酒方→橘皮湯…二日酔いのために

（1）材料（1人分）

陳皮30ｇ、葛根30ｇ、甘草30ｇ、石膏（食用）30ｇ

（2）作り方

①陳皮の作り方→みかんの皮の白い部分を取り乾燥させる。天日干しでもよいが、フライパンで炒って水分をとばすと早くできる。

②4つの材料を混ぜ、適量のお湯を入れて飲む。

（3）効果

二日酔い、飲みすぎ、吐き気、食欲不振、胃腸にたまったアルコール毒素を排出。

2. 失眠の改善→杏仁糊

（1）材料（1人分）

杏仁10g、小麦粉100g。

＊杏仁は、粉になった「杏仁粉」を使っても可。

（2）作り方

①杏仁は、皮をむいて細かくする。

②鍋（できれば陶器や土鍋）に杏仁と適量の水をいれ、およそ10分程度弱火から中火で調節しながら煮る。

③小麦粉を水で溶いてから、鍋に加える。

④沸騰して小麦に充分火が通ったら、完成。

（3）使用方法

一日一～二回、小さい茶碗に軽く一杯。おやつとして食べてもよい。中国では、点心として食べられている。

3. 糖尿病の改善→人参鸡蛋清

＊鸡蛋は、鶏の卵のこと。　＊清は卵の白身のこと。

（1）材料（1人分）
人参（朝鮮人参や漢方用のもの）6g、卵1個。

（2）作り方
①人参を粉末にする。
②卵の黄身と白身を分け、白身に人参粉末を混ぜて完成。

（3）使用方法
一日一回食事の時やそれ以外でも可。

（4）効果
益気養陰、糖尿病、止消渇（口の渇きをとる）。

陰陽学説の理論

すべての事物は陰と陽にわけられます。

気功は、中国で誕生したもので、数千年の長い歴史があります。そして、やはり数千年の歴史をもつ中国医学（中医学）とともに、発展してきたといえるでしょう。この中医学の基礎をなすものに、陰陽学説という中国古代の哲学思想があります。これによると、自然界のすべての事物は、みな〝陰〟と〝陽〟の面を含んでいるとされます。例えば、昼は陽で夜は陰、晴れは陽で雨は陰、炎熱は陽で寒冷は陰、運動は陽で静止は陰となっています。

つまり、上昇するもの、左側のもの、動くもの、力があるもの、はっきりしているもの、機能が向上するものや機能的なものは陽となり、下降するもの、右側のもの、静止しているもの、無力なもの、隠れるもの、機能が衰退しているものやそのような気質に属するものなどは陰となるのです。

また、陰陽は単にある特定の事物にかぎらず、事物の相互の対立や依存の関係も表します。例えば、相対する水と火の場合、水は陰で火は陽となります。水は寒性でしかも下へ流れるので陰に属し、火は熱性で上へと燃え上がるので陽に属するというわけです。同じように、天地で考えると、天は上にあるので陽に属し、地は下にあるので陰に属します。

しかし、事物が陰に属するか陽に属するかは絶対的なものではなく相対的なものなので、変化することがあります。陰のものが、ある条件の下では陽に変わることがあるのです。男性は、女性に対して陽ですが、子どもに対する親としてとらえると陰になります。

また、陰陽に分けられたものをさらに細かく陰と陽に分けることができます。つまり、陰の中にも陰陽があり、陽の中にも陰陽があるということです。例えば、〝昼は陽〟と先述しましたが、午前は、陽中の陽、午後は陽中の陰となります。このように、すべての事物は陰と陽にわけられ、それらはさらに細かく陰と陽にわけることができるのです。

それは、陰陽の対立、依存、消長、転化の関係は陰陽学説の基本で、さらにこれらの関係も互いにつながりがあり、因果関係を持っています。

そして、これらの陰陽さまざまな性質に合わせて、体内の陰陽のバランスをととのえるのが、気功なのです。

第九章　気功と大宇宙の気流の関係

一年には五つの季節があり、それぞれ気の流れる雰囲気が異なります。春は微風、さわやかな風。夏は熱波、パワーや熱さのある風。長夏は湿気があり暑い風。秋は涼風、涼しい風。冬は寒風が骨身を突き刺すような冷たい風。

大自然の気の流れと季節の変化により、人、動物、植物も変化しています。この変化は生きとし生ける生物、動物、人類が進歩発展するための動力です。また、陰陽学説による陰陽転化も大自然におこる自然現象です。大宇宙の中でひときわ美しく輝く地球。この中に天と地があります。私たちは大宇宙の一部です。気功練習を続ければ、〝天人合一〟の境地に達することも可能となるのです。

人間は大自然を守り、その恩恵を享受して生きています。大自然を壊せば、地球環境に大きな変化を及ぼし自然災害を引き起こすことになります。だからこそ人間は大自然を愛し良好な自然環境を維持する努力をして初めて幸せに生きることができるのです。人、動物、植物は互いに共存するために協調しバランスをとっているのであり、どの生命もなくてはならない存在なのです。

この気功は五つの季節に応じた植物、動物の成長や変化を表現し、人体の五臓六腑の養生法としています。

気流気功は、〝以形導気、以意領気〟のポイントに基づきます。動作と呼吸を調和させ、気と神の融合をはかります。また、長く練習すれば、病気を改善し、内気を増やし、経絡の通りを良くし、五臓六腑を滋養します。潜在能力も開発されます。徐々に〝練神還虚〟の虚空の境地に至るのです。

気流気功

《春》

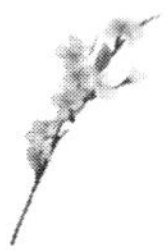

桜《さくら》

（1）「翠竹増生《ツウィツォツウンスン》」

足を肩幅に開き、掌後ろ向きで腿の横に下ろす。全身の力を抜いて立つ。微笑をたたえる。両手を徐々に上げ、膻中の位置で右手上で労宮の位置を合わせる。ここから両手を左右にずらし左手上で重ねる。これを5回繰り返しながら徐々に上げていき、最後は左手上で口鼻の位置にする。

次に両手をずらし指先向かい合わせで少し距離を持つ。次に両掌を天目に向け、さらに頭の前で指先上で内労宮の位置を合わせて頭幅の距離で向かい合わせる。ここから両手をゆっくり上へ伸ばし視線も上げる。竹が勢いよく伸び、指先から邪気を出すとイメージする。

次に掌下向きでゆっくり体の前を下ろしていく。会陰まで降りたら左右に分ける。

（2）「微風吹拂《ヴィフォンツゥィファ》」

右足を肩幅より広く開く。右手肩の高さで水平に伸ばす。左手は頭上に伸ばし、内労宮を向かい合わせるように手首で調節する（写真参照）。次に重心を右に移動しながら両手は同様の形で左方向へ移動する。次に重心を左に移動しながら両手は右方向へ。左右を3回繰り返し、最後は右方向へ両手が伸びたところで終了する。

〈イメージ〉柔らかい春の風がさわやかに吹くように。

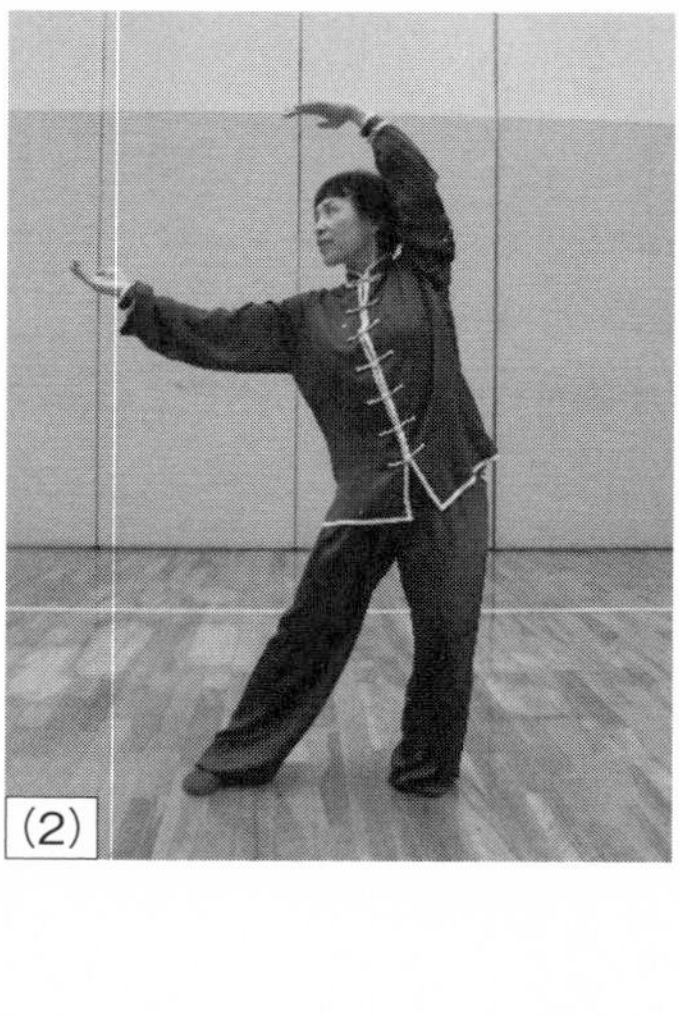

（2）

（3）「疏通肝経《ソゥトンカンチン》」

左手をゆっくり右肩前へ下ろす。右手肩の高さより少し上げ掌をよく開き、小指から一本ずつ倒し指先をそろえつぼみ状にし、指先を下へ向ける（勾手）。

次に伸脚の要領で左足を開きながら重心右で下げていき腰をできるだけ下げていく（仆歩・写真

参照）。同時に左手小指で会陰から左足の肝経をなぞるように移動し邪気を引き出して足指先へ流していく。流した左手を上げながら、重心左に移し左向きの弓歩になる。左手は肘を曲げて目の高さに上げる。右手は勾手で指先を下に向ける。

次に右足を左足の斜め前方へかかとを上げて出す（虚歩）。同時に両肘は曲げ、右手は頭の高さ、右手首の高さに左指先がくる形で構える。

ここから右方向へ同様に行う。右足を開き仆歩になる。

両手を腿横に戻し肩幅で立つ。

（4）「開通胆経《カイトンタンチン》」

両手を掌上向きで持ち上げる。労宮を天目に向け気を入れる。両手を脇へ移動し腰を落としながら足の側面にある胆経をなぞるようにし邪気を湧泉から引き出す。体を起こし、もう一度労宮から天目に気を入れてから手を下ろす。

次に、右足を左足後ろへ交差させ、ゆっくり腰を深く下ろす

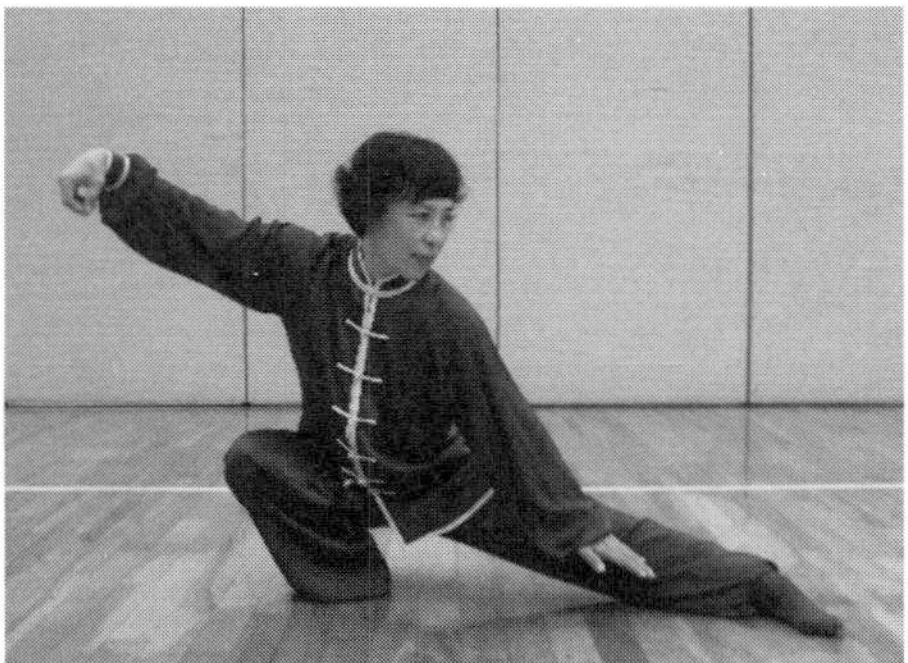
（3）

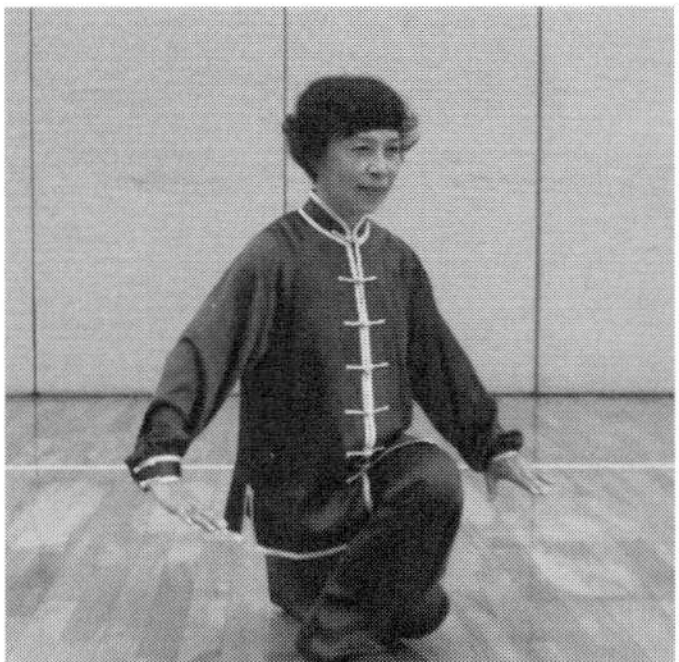
（4）

（歇歩《しぇぶ》・写真参照）。両手は下で三角になる。次に体を起こしながら足を戻し、天目へ気を入れる。今度は左足を後ろへ交差し歇歩になり同様に行う。

(5)「飛燕迎春《フィイエンニンツァン》」

両手は腿横から、左右に開いて上げて行く。肩より低い位置から胸の前に移動し、右手外側の手首で交差する（指先が斜めをさす、クロスになる）。同時に、右足を左足の前で交差する。次に足を戻し、両手も下ろし掌前向きにする。気のボールを持ち上げるように胸の高さまで移動し掌を下向きにする。左右に円を描くように（平泳ぎの要領）外から内へまわしながら脇まで移動する。

ここから掌を指先上で左右外側に向けながら、腕を横に伸ばしていく。同時に右足に重心を移し、左足膝を曲げながら横へ、さらに徐々に後ろへ上げて行く。完成した姿勢は、頭を上げ、後ろに上げた足はなるべく腰より高くし、重心の足の膝は伸ばす。背中から足にかけて曲線を描くようにする（燕が飛ぶ様子・写真参照）。指先から悪い気を出すイメージをする。

次に姿勢を始めに戻し、逆方向で行う。左足を右足前にクロス。

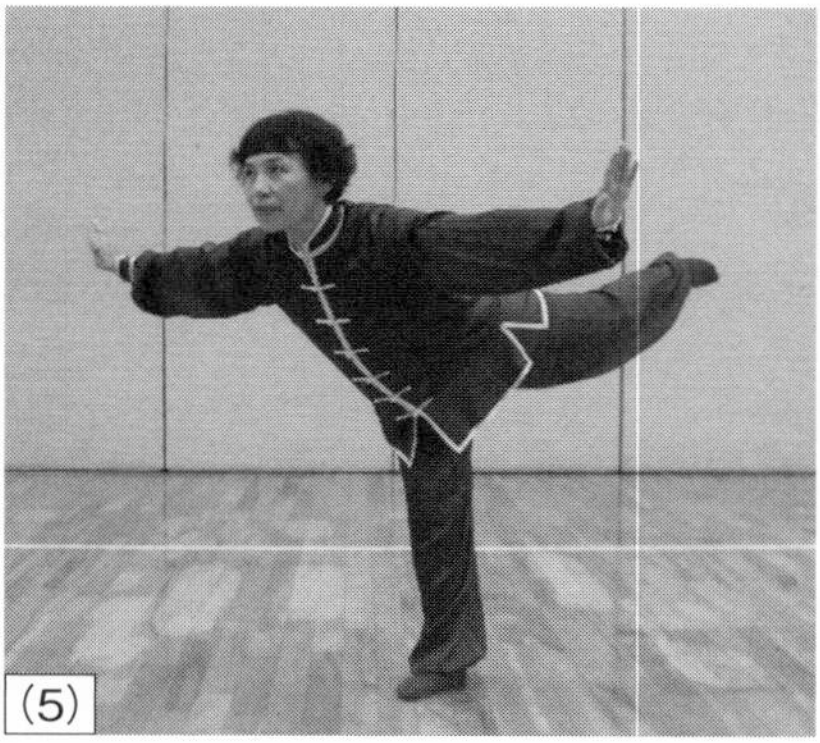

(5)

左手外側で手首を交差する。左足で立ち、右足を横、後ろへ上げる。左右1回ずつ行う。

(6)「桜花飄散《インファピョウサイ》」

右足を左足の前へ出し交差する（交差歩）。両手は左右横から上げていき肘を曲げ高い位置で向かい合わせにする（写真参照）。右指先が左内労宮の高さになるよう、左手を上にする。ここから両手を同時に桜の花が散る雰囲気で、立体的に球を撫でるように開合しやわらかく動かす。一回ごとに少しずつ位置を下げ、高い位置から丹田の高さまで5回程度行う。指・手首・肘・肩の関節が充分に動くように行う。

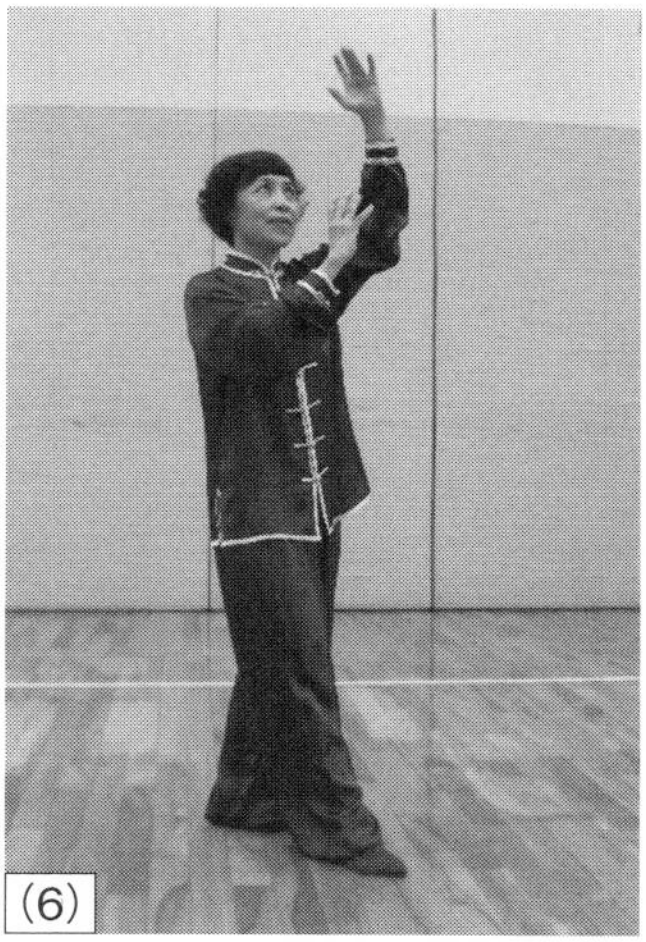
(6)

次に、左足を右足前へ出し交差する。

次に、左足を右足前へ出し交差する。右手が上で下ろしていく。同様に5回行う。

(7)「疏肝利胆《ソゥカンリタン》」

足を肩幅に開き、掌後ろ向きで腿の横に下ろす。両手を気のボールをすくうように持ち上げ天目に気を入れる。その後、掌下向きで丹田まで外労宮を合わせた形にする。次に会陰から両足内側の肝経に沿って下ろしていく。５本の指で邪気を引っ張るようにイメージし、足先、湧泉から引き出す。次にもう一度、天目に気を入れ今度は、両手を体の側面、胆経に沿って下ろしていき、邪気を湧泉から引き出す。

《夏》

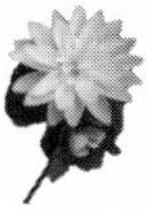

蓮《はす》

（1）「陽気上昇《ヤンチィスァンスン》」

足を肩幅に開き、掌後ろ向きで腿の横に下ろす。重心を右足にし、左45度の虚歩になる。右足で体を上下動するのに合わせて、両掌上向きで徐々に手のみ上げていく（写真１－１参照）。下から頭の高さまで8回行う。その後、手をゆっくり下ろしながら、重心を左足にし、右45度の虚歩で逆方向も8回行う。

次に、右足で立ち左足腿を上げる。同時に右手を掌上で頭上に上げる（写真１－２参照）。陽気が上昇し、掌が天

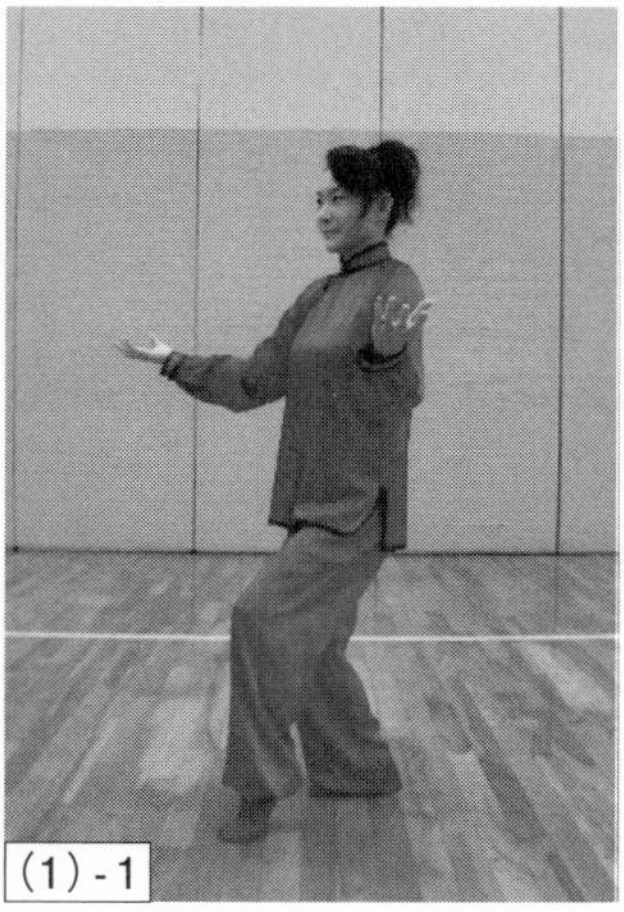

(1)-1

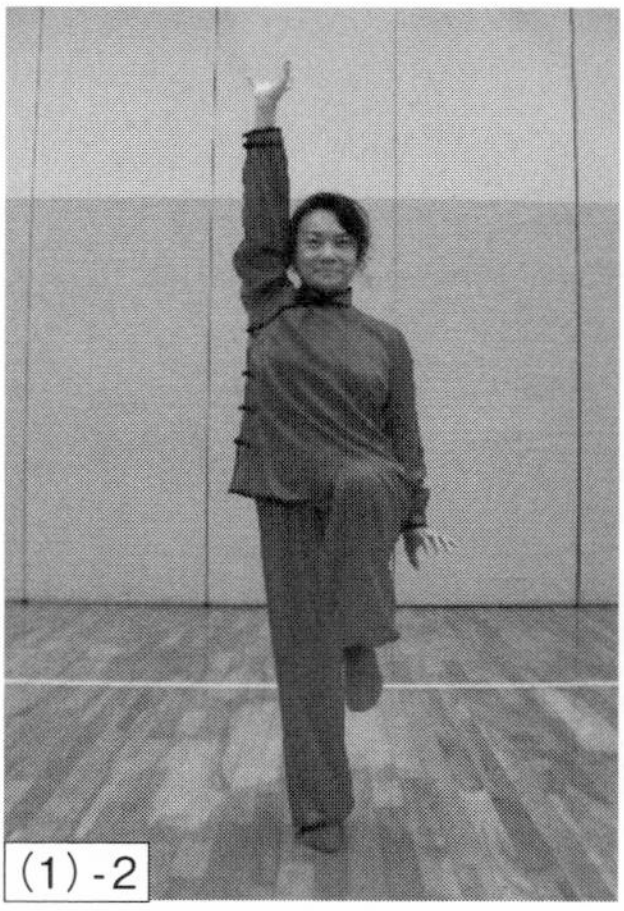

(1)-2

と地につながるイメージをする。その後、左右逆も行う。

（2）「暑気沸騰《スーチィフィタン》」

右足を左足前へ出し交差する。両上腕は胸の前で右腕外側で交差する。両手を徐々に上げ、掌を外へ返しながら頭上で左右に開き、腰まで下ろす。次に、逆方向へ同様に行う。左右2回行う。気がどんどん熱く活発になる様子を表現する。

（3）「蓮花盛開《レンファスンカィ》」

足を肩幅に開き、掌後ろ向きで腿の横に下ろす。掌上向きで会陰の位置から徐々に上げていく。膻中で蓮の花の形にする（手首と両親指、小指をつける・写真参照）。

次に、蓮の形のまま両手を頭上20ｃｍ程度まで上げる。ここで蓮の花が開く。手首のみつけて手を開く。次に両手を百会に向け、自分の頭が蓮の芯になるよう両腕で円をつくり、労宮から百会に気を入れるイメージをする。

次に、両手を左右に少しずつ開いていく。百会から頭上

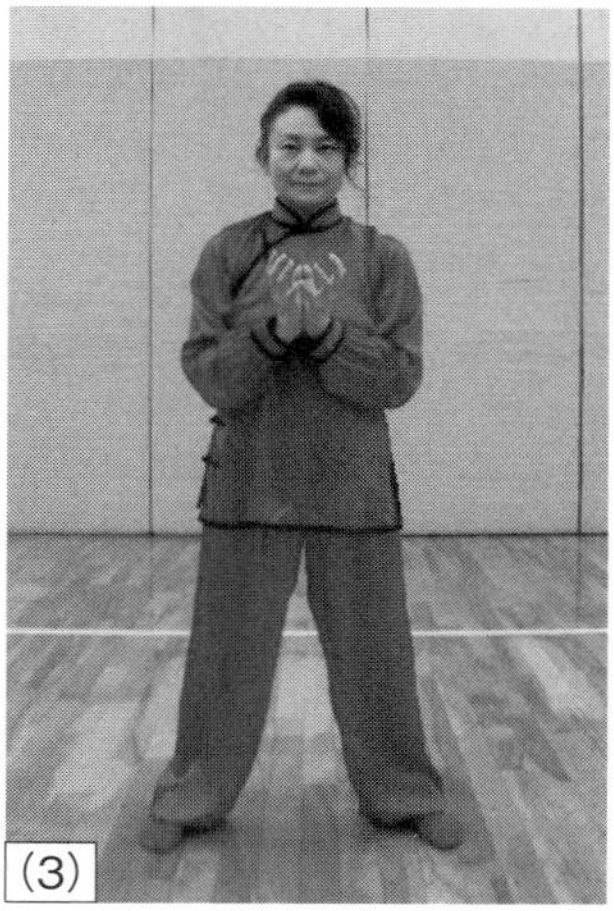

（3）

に螺旋を描いて白い気が立ち上がり天とつながるイメージを持つ。両手が開いていき指先が耳の高さになったら、掌を上に向け蓮の花を持つイメージをする。ここから右足重心にし腰を落としながら体を左斜めに向ける（左足虚歩）。次に正面に戻り立つ。今度は逆方向に同様に行う（右足虚歩）。左右2回繰り返す。2回目右方向が終わったら、体を正面に戻して立ち、手を下ろす。

（4）「疏通心経《ソウトンシンチン》」

足は肩幅で立つ。手は中指と小指を伸ばし、他の三指は指先をそろえる。徐々に左右から腕を上げて肩の高さにする。（写真4-1参照）

次に、右足に重心を移しながら左かかとが自然に上がり、右手を竜形の要領で肩から指先に邪気を出すように波打たせる。（写真4-2参照）その後、左足に重心を移しながら右かかとが自然に上がり、左手は竜形にする。右左2回

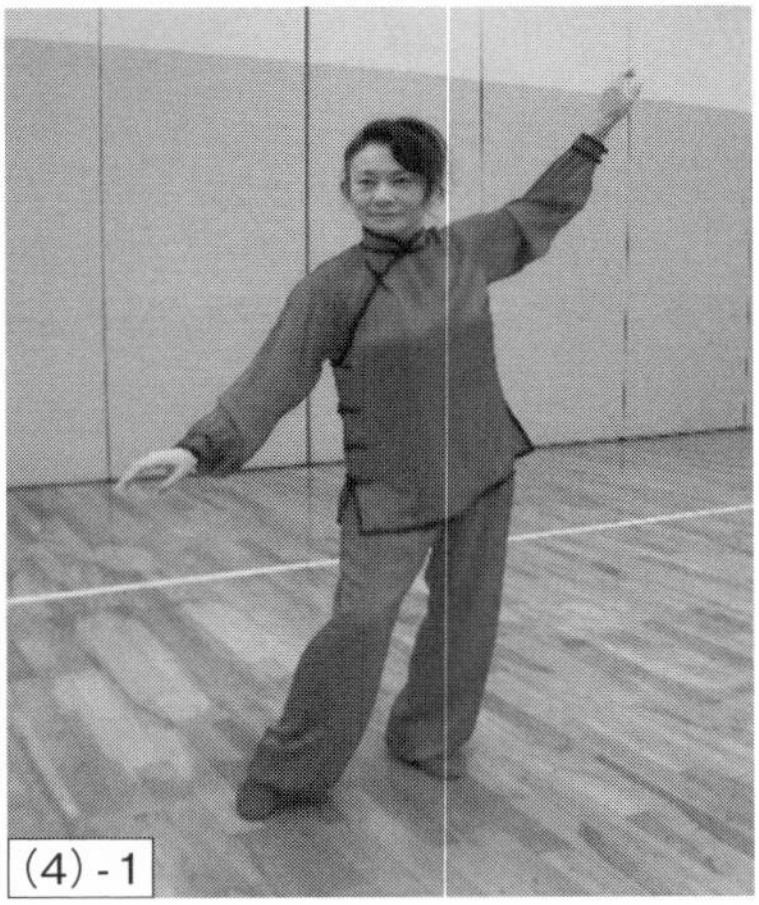
(4)-1

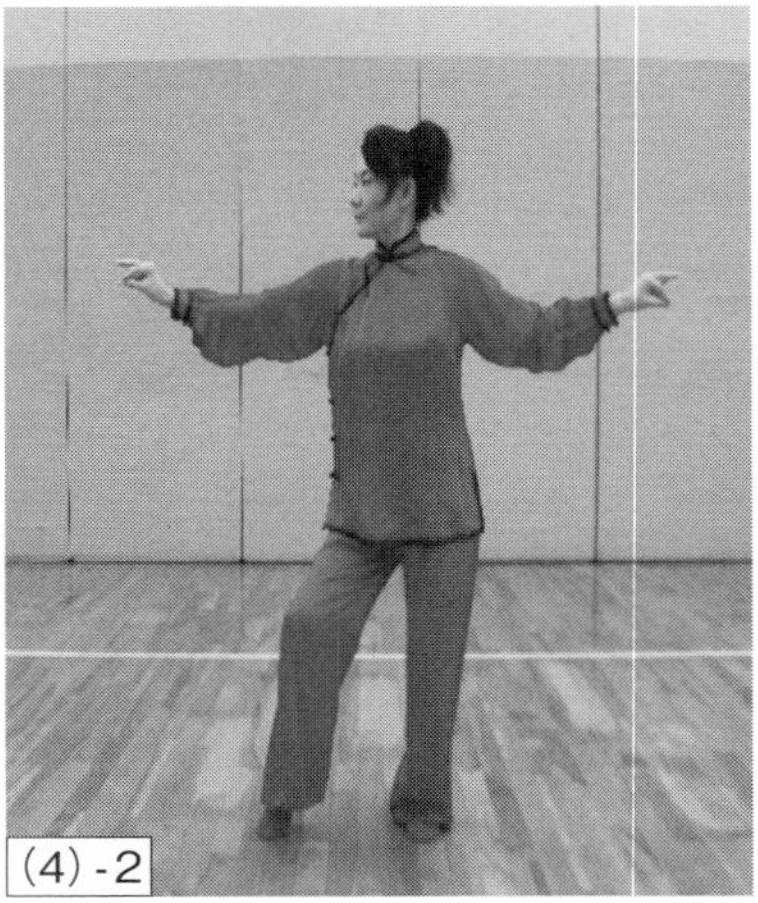
(4)-2

ずつ行う。

続いて、足の動きは同様に左手は楊柳法のように動かす。左右3回ずつ。右手を下ろして終了。

（5）「開闊胸懐《カイクァワションフォイ》」

足は肩幅で立つ。両腕を肩の高さに上げ、指先を向かい合わせて掌を内側に向ける。指は、触れない程度に近づける。指先の気がつながるようにイメージする。息を吸いながら腰を反らせ、腕をできる限り後ろへ引く。背中側が大きく湾曲する形になる。

次に体を起こし、顔は前向きで腰はやや曲がる（臀部が後ろにでるように）。腕は曲げて掌前を向けて胸の高さに。ここで労宮からいい気が入るイメージをする。1～2秒止まる。息を吐きながら、最初の位置まで腕を伸ばす。膝は伸ばして背中は斜め。両手は肩より少し下がる。この時左右の指の感覚を確かめる（気が通じているか）。心臓をよく開き、海のように大きく。2回繰り返す。

（6）「海鴎傲遊《ハイオーオウヨウ》」

（5）開闊胸懐《カイクァワションフォイ》で体を倒した状態から、体を起こしながら、腰を右へ、両腕は左右に斜めに伸ばしてカモメが飛ぶように腕を羽ばたかせる。羽ばたきに合わせて重心も上下する。3回行う。
次に重心を左に移して同様に3回羽ばたく。

次に体を前方へ倒して同様に3回羽ばたく。

(7)「養心护腸《ヤンシンフーツァン》」

足は肩幅でまっすぐに立つ。手を心臓保護法の要領で左胸前で構える。腰を右へ、左へと動かしながら、右左3回行う。

次に両手を下ろしながら右足を大きく開く。右手を横から頭上に円を描いて上げる。右手を下ろしながら左手が横から同様に上がる。左手を下ろし掌下向き、右掌は上向きで再度頭上に上がる。右膝を曲げて重心を落とす。左足は伸ばした状態。目線左向き。

次に立ち上がりながら、右足を肩幅に戻す。

次に左足を大きく開く。左手を横から頭上に円を描いて上げる。右方向と同様に行う。左膝を曲げて重心を落とす。右足が伸びた状態。

次に立ち上がりながら、左足を肩幅に戻す。

次に、両掌を丹田の前で内向きにする。腰を時計回りに3回回す(動作に合わせて腹式呼吸をする)。次に反時計回りで3回回す。

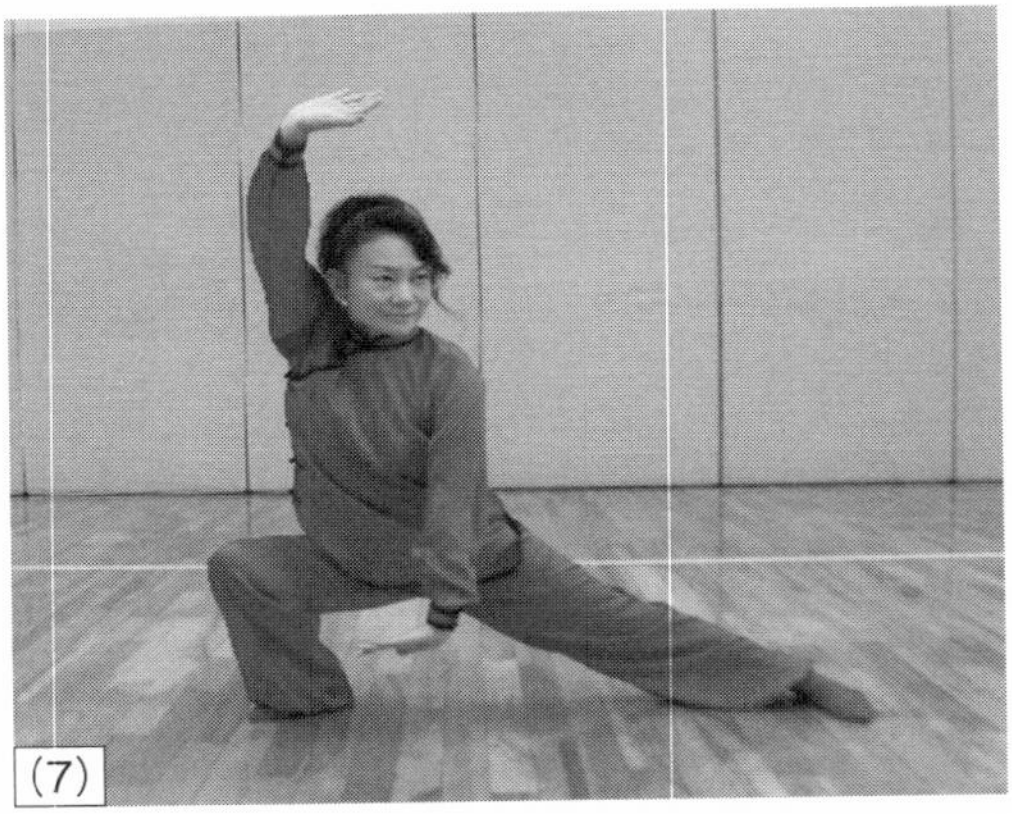
(7)

最後に、右足を虚歩でやや右斜め前に出す。左手労宮を心臓に向け、右手は斜め右前方へ高く伸ばす。大宇宙とつながるイメージをする。

《長夏》

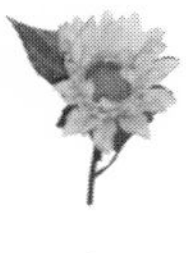

向日葵《ひまわり》

（1）「湿熱逼人《スーズザァピィズゼン》」

体を左45度に向け、左虚歩にする。両手は外労宮の位置を合わせ（少し距離を持つ）、頭上へ。肘は軽く伸ばした状態。体は右足重心で斜めになる。

↓右の重心をやや落としながら、両手は顔の左右を掌で汗を拭くように下げていく。

↓脇の位置から掌外側に向け指先下で体に沿って下ろしていく。

↓さらに重心は下がり両手が股関節の前へ。

↓両掌内向きで股関節の前に置く。そこから胃経絡（腿の前部）に沿って重心・目線とも下げながら手を移動させる。内労宮と膝が合う位置まで下ろす。イメージは胃経絡に沿って湧泉・足指先まで下がって邪気を出す。

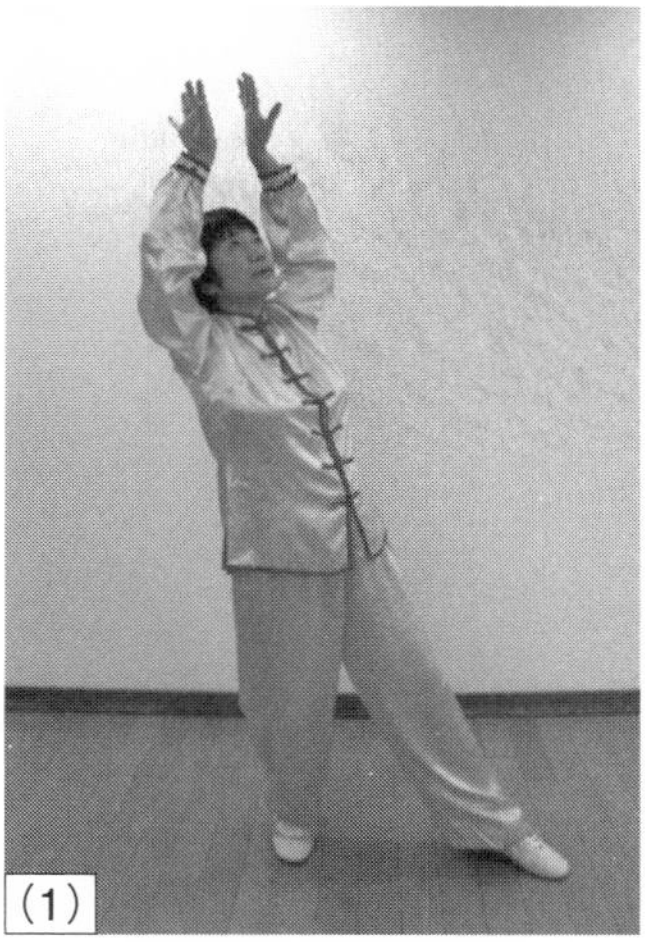

（1）

次に、右45度に体を向け、同様に行う。左右1回ずつ。右向きから体を正面に戻し肩幅で立つ。

（2）「疏通脾胃《ソゥトンピーウィ》」

両掌内向き指先下で丹田の前20ｃｍにおく。

↓両手は帯脈に沿って左右から後ろへ回す。同時に腹を前に出すようにする。

↓命門の両側まで手を移動する。

↓体を起こしながら両手を臍の横まで戻す。ここから両手はお椀を持つように指をやや湾曲させる。左虚歩になり重心を下げながら、左手は胃経絡（腿の前部）、右手は脾の経絡（足の内側）に沿ってゆっくり下へ移動させる。イメージは手で邪気を導引し、湧泉・足先から邪気を出す。


次に体を正面に戻し、両手が帯脈をなぞる動作を同様に行う。その後、今度は右虚歩になり、右足の経絡も同様に行う。左右2回ずつ。体を正面に戻し肩幅で立つ。

（3）「葵花向陽《クゥィファシャンヤン》」

体を左45度に向け、左虚歩にする。右足に重心を落とす。体の前に肘・手首・親指をつけた形で掌を大きく開き（小指側は離れている）大輪のひまわりの花を表現する。花が首のあたりにくるようにする。

↓手の形はそのままで手は左側へ腰は右へ動かす。その後、手は右側へ腰は左に動かす（ひまわりが左右に揺れるように）。

↓2回目は体を少し上げてから、同様に左右に揺れる。手の形はそのままで体を正面に戻して立つ。

次に体を45度に向け、右虚歩にする。右方向も同様にひまわりが揺れる動作を行う。体を正面に戻して肩幅で立つ。

次に手の形はそのままで徐々に手を上げていく。目線も手の動きに合わせる。手首が額に来たら肘を開き、同時にかかとを上げてさらに手を上げていく。

↓手が頭上に来たら、親指を離し手首のみつけた状態に手を開く。

↓ここから掌下向きに変え、かかとを下ろしながら手を丹田まで下ろす。

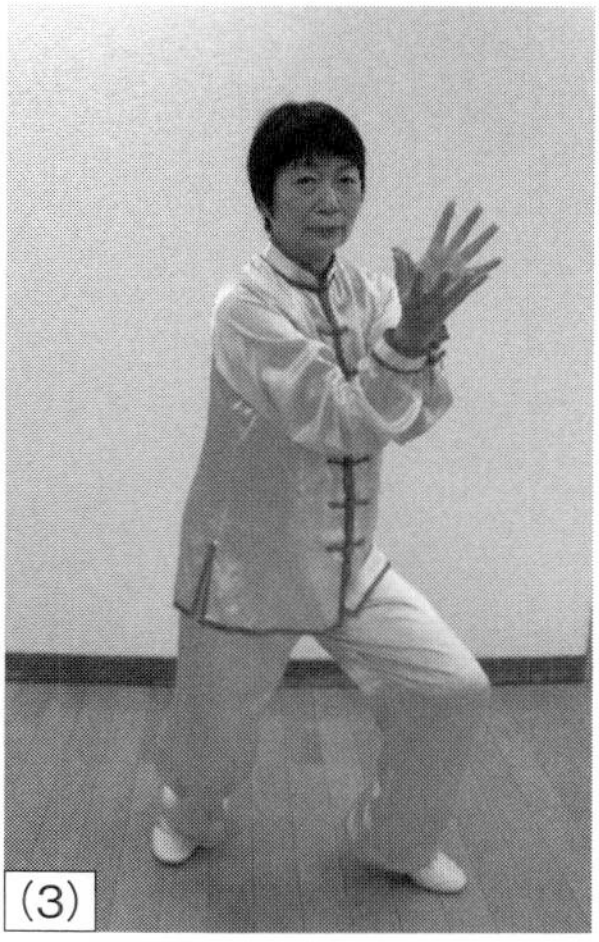
（3）

（4）「大鵬展翅《ターパアンツァンツゥ》」

体を左45度に向け、左かかとを上げる。右足は伸ばして立つ。両指先を向かい合わせ、胸の前で構える。息を吸いながら腰を反らせ、同時に両肘を後ろへ引く。

↓息を吐きながら体を戻す。

↓次に体を右45度に向け、右かかとを上げる。息を吸いながら左に重心を下げ（両膝曲がる）、両手は股関節の横に置く（両手の肘は伸ばし、掌下向き、指先は内側に向けて三角形の形）。

↓息を吐きながら体全体を上げながら（膝伸ばす）、同時に手はお椀の形・指先下向きで頭上までVの字で伸ばす（大鵬が飛び立つ雰囲気）（腕は斜め前、上げ過ぎないように）。良い気が労宮に入るイメージ。

↓この後、息を吸いながら、両手と上半身を下ろしていく。両肘は90度に曲げ、指先下向き。

↓さらに上半身を倒し、左胸を左足の腿に近づける。両肘90度のままで（掌が上向き）、背中より高くし、頭を下げる。

↓息を吐きながら、体はそのままで両腕をやや勢いよく上に伸ばす。両腕は１２０度程度。

↓息を吸いながら左右の５本の指をよく開く。

↓息を吐きながら頭を左にまわす。

次に体を起こし、右45度に体を向けた状態になる。右から始め同様に行う。

次に体を起こし、左45度に体を向けた状態になる。最初のようにもう一度行う。

すなわち左右左と動作を行う。最後は体を正面に戻し肩幅で立つ。

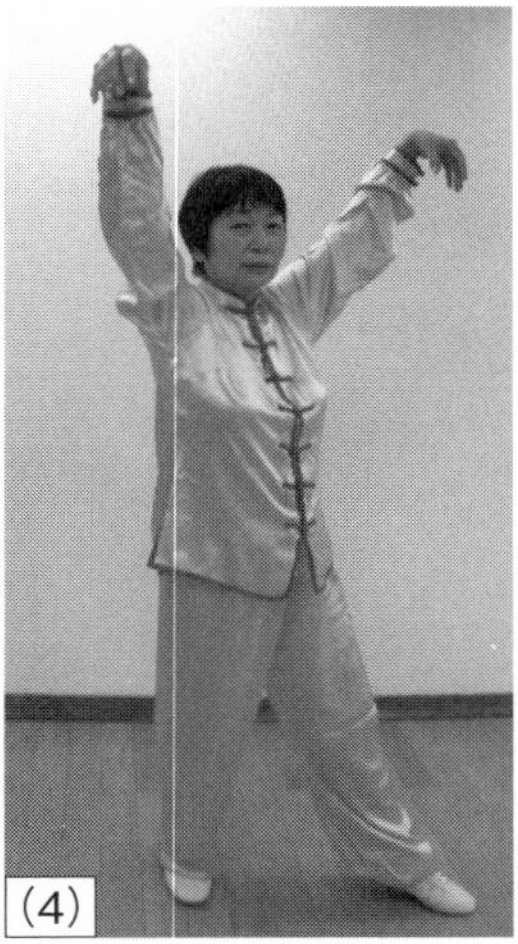
（4）

（5）「風雷変幻《フォンレィピェンヨウ》」

両腕で8の字をゆっくり描くように動かしていく。自然呼吸で行う。

まず、左手を頭より高く上げ、右手は顔の横辺りに置く。労宮を向かい合わせて60ｃｍくらい離す。真ん中にひとつの白い気の玉を持つイメージ。

↓腰を左にひねりながら（左後方45度まで）、左手を左後ろに少しずつ下げ、右手を少しずつ上に動かしていく。労宮が常に一直線になるようにする。ここが起点となる。

↓次に、体を正面に向けながら最初の手の位置になるように動かしていく。

↓続いて腰を右にひねりながら（右後方45度まで）、右手を右後ろに少しずつ下げ、左手を少しずつ上に動かしていく。

↓次に、体を正面に向けながら右手上左手下になるよう動かしていく。

↓続いて左に腰をひねりながら、起点の位置までくる。ここまでを1回とする。

2回目は、1回目より素早く動かす。

3回目は、1回目のスピードで行う。

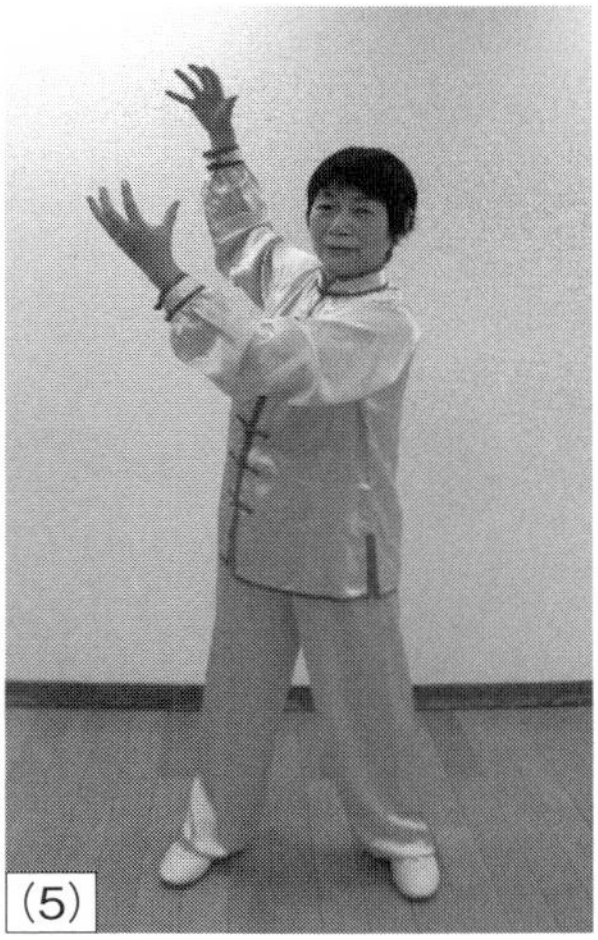

（5）

左方向で終わるので、体を正面に戻し、両手を丹田まで下ろす。

（6）「補脾養胃《プゥピィヤンウィ》」

体を左45度に向け、左虚歩にする。右足に重心を落とす。両手は20ｃｍほど離して労宮を向かい合わせ、丹田前に置く。

↓労宮向かい合わせのまま、8の字を立体的に描くように左へ動かして行く。左右左右とゆっくり動かし、丹田の前に戻す。

次に、右手は脾と胃へ、左手は命門に掌内向きで腰を左にさらにひねりながら置く（体には触れていない）（目線も後ろ45度にする）。

↓次に腰を右にひねりながら、右虚歩の姿勢に変化する。左手が脾と胃、右手が命門に位置を変える。ここまでを1回とし、3回行う。

右方向で終わるので、右虚歩の姿勢で労宮を向かい合わせ8の字を描く動作から同様に行う。左方向で終わるので、体を正面に戻して終了にする。

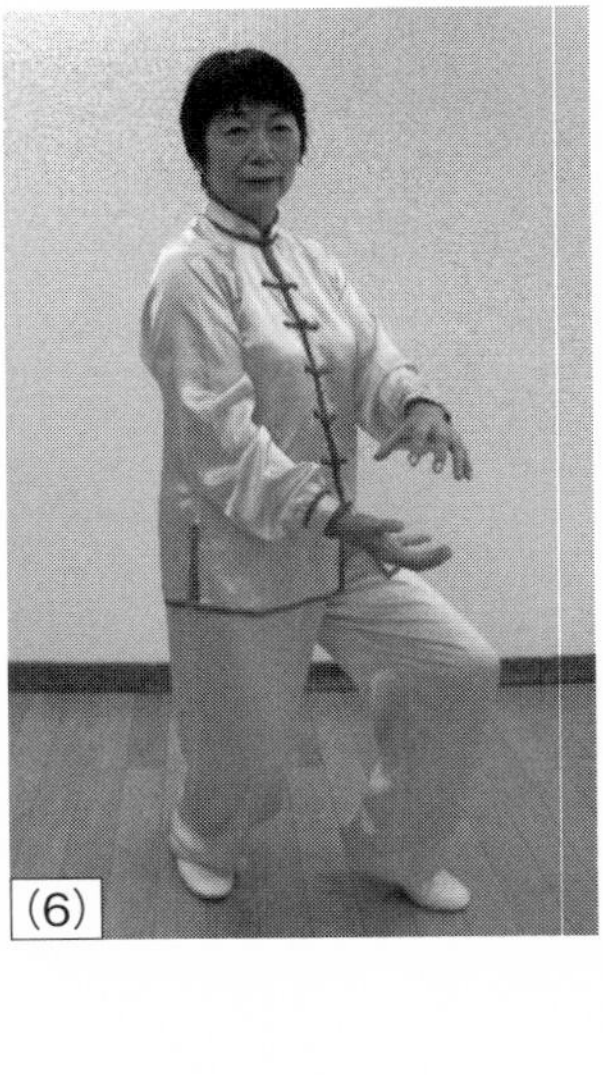
（6）

《秋》

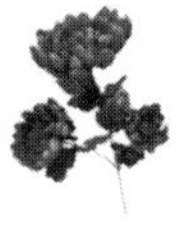

菊《きく》

（1）「金桂飄香《チンクウィピョウシャン》」

右手外労宮を命門に合わせる。外労宮から出す気を命門が吸収する。

↓左足を斜め前に（左45度）かかとを上げて出す。

↓左手を徐々に上げて頭より高くする。肘は軽く伸ばし、労宮から良い気をもらう。

↓掌をよく開き20ｃｍ程度後ろへ移動する。

↓腕を前方へ移動しながら小指から順に1本ずつ閉じて行き、5本とも指先でそろうようにする。そろえながら、手首を回して指先を下に向ける。悪い気が地面に流れるイメージをする。

↓次に手首を起こして手の甲が立つようにする。

↓手首を回しながら手をしっかり開きながら再度掌を上に向け肘を軽く伸ばしてから、手順を繰り返す。1回目より2回目と毎回少しずつ腕の位置を下げる。頭より上の開

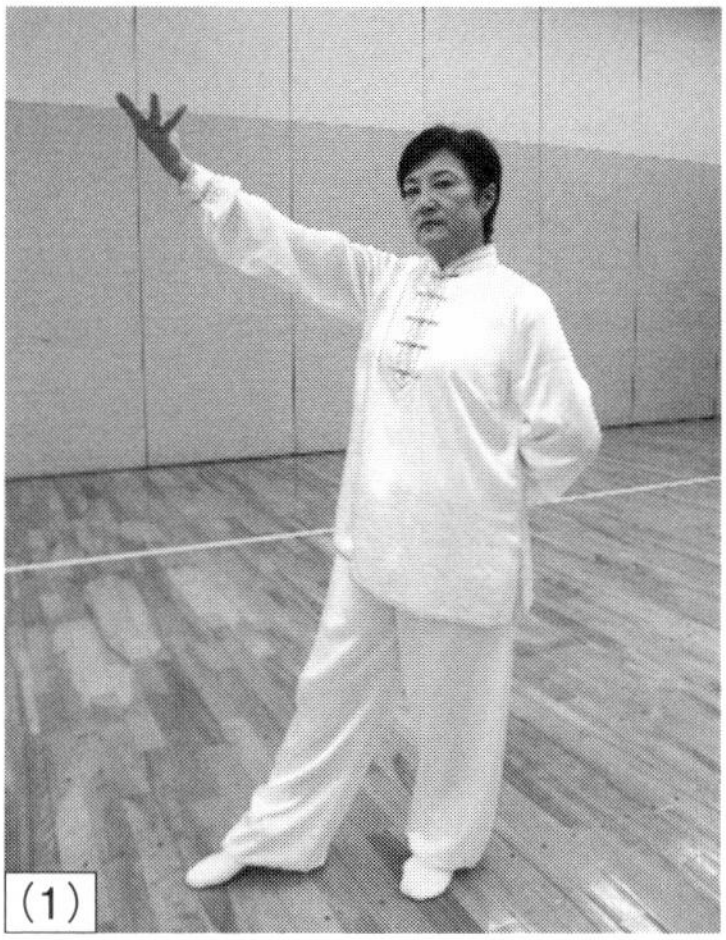

（1）

始から腿の近くの終点まで6回繰り返す。6回目は、指先を下に向けたところで終了し、右方向も同様に行う。

〈ポイント〉腕は前後に45度の幅で動き且つ上から下へ移動していく。

（2）「大雁飛翔《ターイェンフィシャン》」

両足は肩幅に開いて立つ。まず左足を半分出してかかとを上げ（虚歩）、腕は、胸の前で、左手上、右手で労宮のツボが向かい合うように構える。体は左45度の方向を向き、両膝を軽く曲げ腰を落とした姿勢になる。

↓重心をさらに沈めながら、手の形はそのままで、右手を右斜め上に、左手は左斜め下に移動させる。この時、両指先が一直線になるようにする。

↓体を正面に戻して立ち上がる。左かかとは軽くあげたまま。両腕は肘を緩めて肩の高さで左右に開いている。

↓次に左45度前方にむけて鳳凰の羽ばたきを3回行う。

右足を半分出してかかとを上げ（虚歩）、右方向も同様に行う。

次に、右足を軸に左足をあげながら、両腕を前方へ肩の高さまで上げる。右膝を曲げて体を上下しながら、点水を3回繰り返す。

↓次に左足をかかとから左前に下ろし、両手を左右に開く。左膝を曲げて上下しながら、点水を3回行う。右足を肩幅に戻す。

次に、指先を寄せた手の形をつくり、左右から頭上に上げながら、左ももを上げ鶴のように羽ばたく。左足を下ろしながら、腕も左右へ下ろす。右も同様に行い、足を肩幅に下ろす。

（3）「秋風颯爽《チュウフォンスーソアン》」

右足を半歩前に出し、かかとを上げる。体は右45度に向ける。右手を斜め上に上げる。掌上向き。外から内へ、大きくS字を描いて手を下ろしてくる。掌下向きになったところから、外労宮を命門に合わせる。重心を左足に寄せ、体を背面に倒す。同時に、左掌上向きで肩の前に振り上げる。体を起こして左も同様に行う。右左2回行う。右手を下ろして体を正面に向ける。

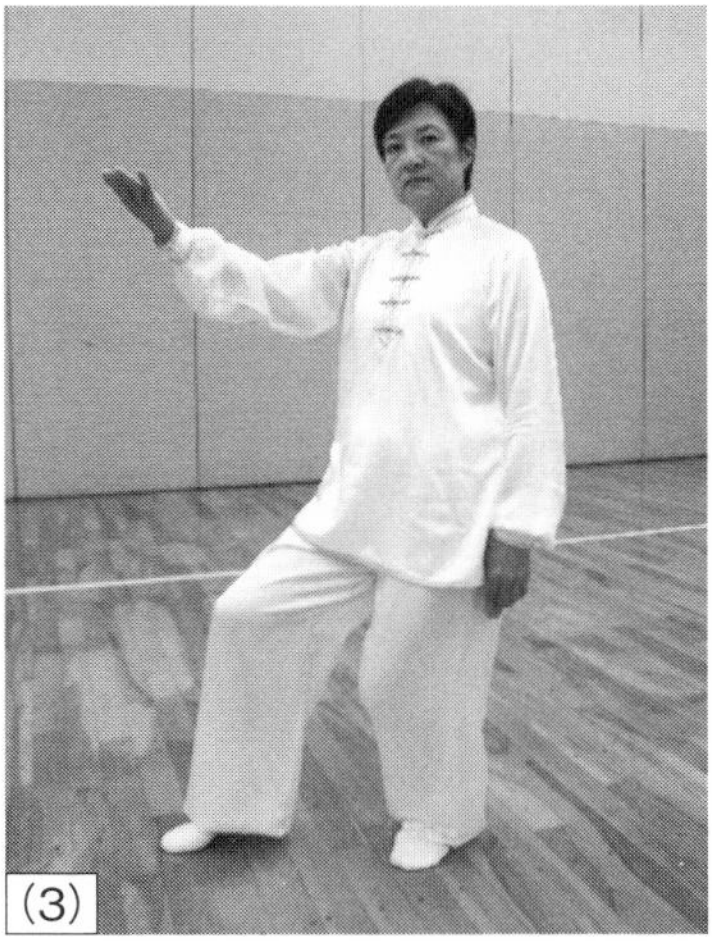
（3）

（4）「菊花傲霜《チュエファオウスォン》」

体を左45度に向ける。両手を掌内向き指先下で体の中心から頭上へ移動し、掌上向きにして左右に円を描くように開き下ろしていく。重心を下げていく。両手が丹田の位置で、左手やや上で向かい合わせ（手首離す）一輪の大きな菊の花を表現する。右足重心で左かかとを上げた姿勢。その花を持ちあげながら、同時に左腿を水平になるように持ち上げる。腕は、頭上で肘が軽く伸びるようにする。

次に手を挙げたまま、左足を下ろし、右斜め45度に体を向ける。両掌を上向きにし、左右に円を描きながら開き下ろしていく。左と同様に右も行う。最後に右足を下ろす。左右1回ずつ。

（5）「養肺护腸《ヤンフィフーツァン》」

左足を大きく左へ開き馬歩の姿勢になる。左腕を胸の高さで水平に伸ばし、右手を左へ移動し、左手の親指側の肺経をなぞるように移動し、胸の前まできたら、右腕を同様に水平に伸ばす。今度は、左手で右腕の肺経をなぞるよう

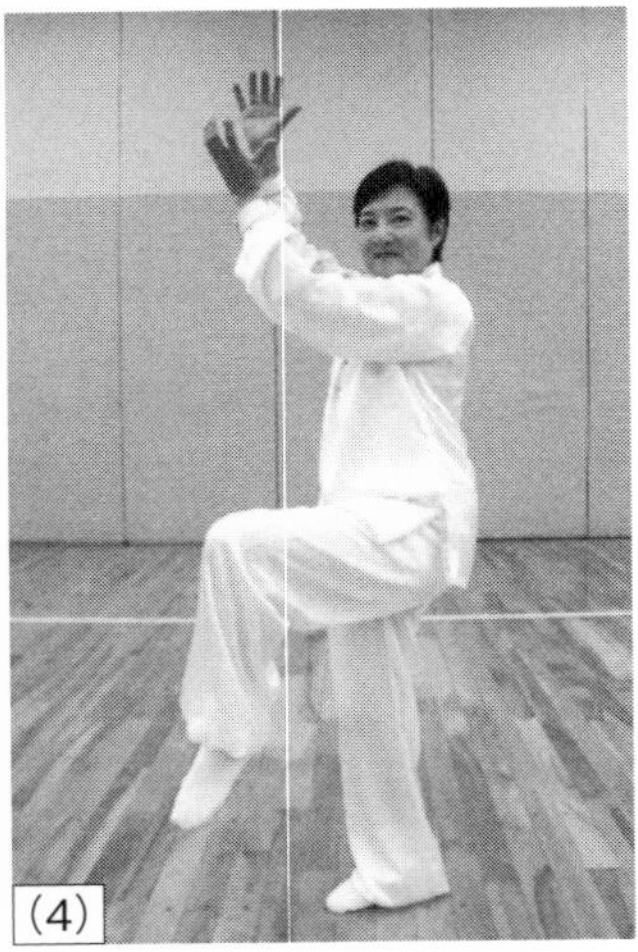
（4）

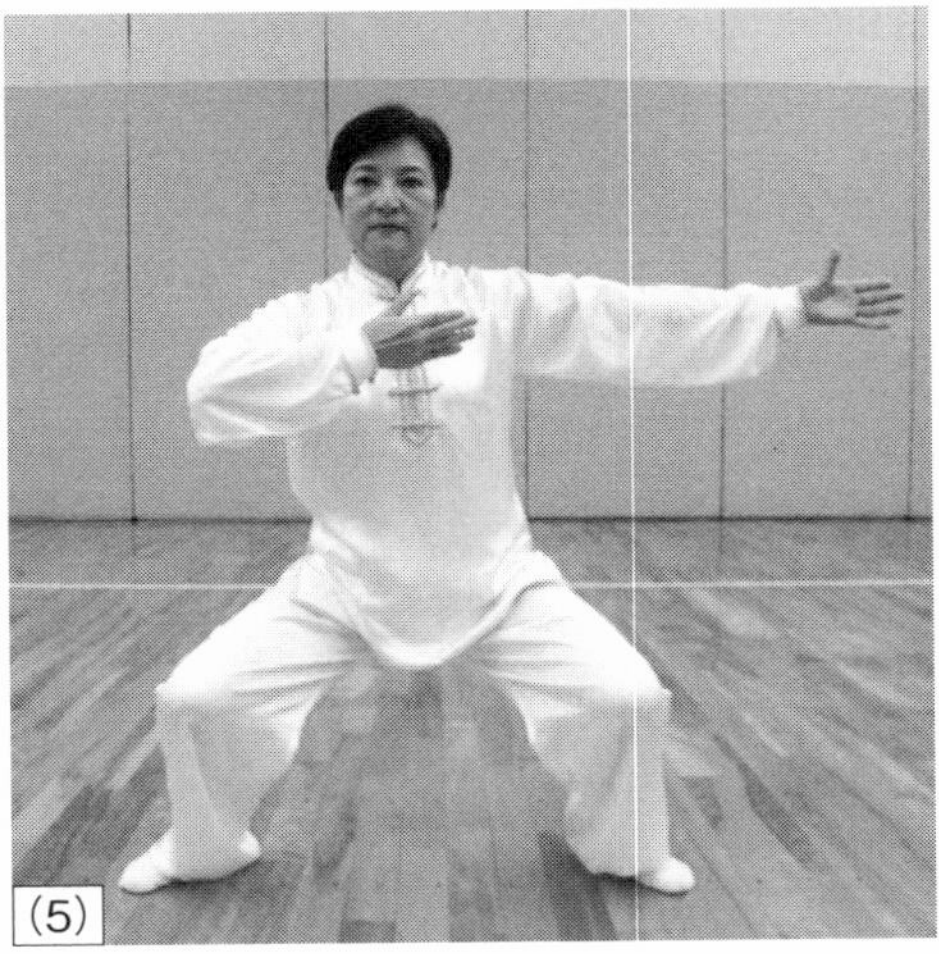
（5）

にする。肺経がよく流れ、邪気を出すようにイメージする。腕の動きに合わせて重心も移動させる。左右と3回繰り返す。3回目は右から左へ手を移動し、両腕が肩の高さで横に開いた状態で終了する。右足を肩幅に戻す。

（6）「霜染紅楓《スォンランホンフォン》」

左かかとを上げて左45度を向く。両手を向かい合わせて（やや左手が上）頭前に上げる。その手の形で左右左右と揺らす。揺らしながら徐々に重心は下がる。その後、両手を胸の前から、掌で押すように腰まで押し下げる。同時に重心は右足により、左かかとは上げたまま、体を反らせる。体を起こし、右45度をむき、同様に右方向も行う。左右1回ずつ。

《冬》

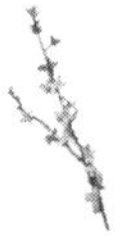

臘梅《ろうばい》

（1）「寒風呼嘯《ハンフォンフーショー》」

足を肩幅に開き、掌後ろ向きで腿の横に下ろす。全身の力を抜いて立つ。微笑をたたえる。

↓腰を反らせながら、両手を頭上まで上げる。掌上向き指先向かい合せ。目線は天を見る。労宮から大宇宙のエネルギーが入るとイメージする。

次に体を起こしながら左右対称に大きなSの字を描いて手を下ろす。Sの下のカーブのあたりで腰は後ろへ突き出し体は前傾する。Sの最後は指先左右外向きにさせる。

↓内側へ掌上向きにしながら丹田の高さで気のボールを持つイメージをする。この時姿勢はまっすぐに戻しやや浅い馬歩になる。

次に腰を右へ移動しながら右腕を外から内へ大きな円を描く。続いて腰を左に移動しながら左腕も同様にする。右左右左と2セット行う。

次に左45度に体を向け、龍の進動最後のポーズになる（左足斜め前でかかとを上げる。後ろに重心を掛け体が斜めになる。右手は頭より高く、左手はウエストの位置。指も龍の形に湾曲させる）。

↓右手を内から外へ続いて左手を外から内へ円運動する。同時に腰を連動してひねり体は上下しながら行う。右手左手右手左手と連続で行う。

↓次に右45度に体を向け、龍の進動のポーズを取る（右足斜め前でかかとを上げる。後ろに重心を掛け体が斜めになる。左手は頭より高く、右手はウエストの位置。指も龍の形に湾曲させる）。

左手右手左手右手と同様に行う。

（2）「臘梅傲然《ラーメイオウスォン》」

左45度に体を向け、左虚歩重心は右で腰を落とす。両手労宮向かい合わせ、手首は離れている。

指先5本を寄せ（指は離れた状態で）、臘梅の花を表現する。手の位置は顔のやや下。

↓重心をさらに後ろへ腰を反らせ胸を開くようにしながら、手を肩の横まで開く（肘は曲げたまま）。

↓手を体の前に戻しながら、左虚歩のままで重心を左にかける。つまり後ろから前に体が伸び上がるようになり、手の位置も顔の前に上げるようにする。この動作を後前後前と続けて行う。

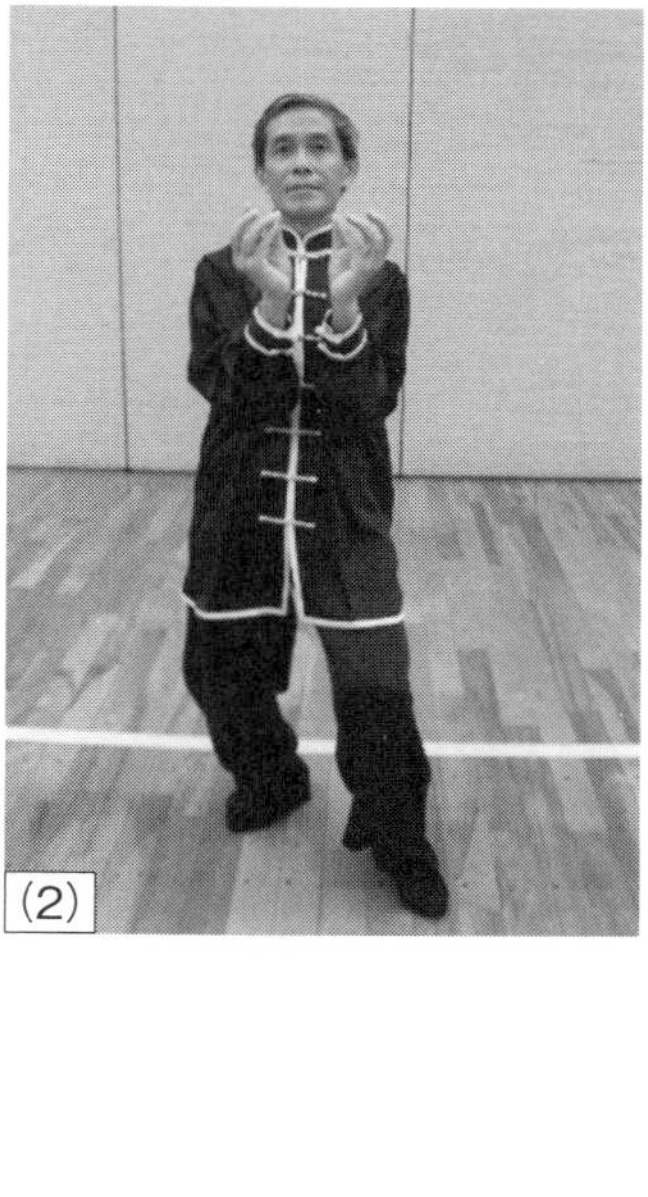
(2)

↓次に両手を頭上に上げ、その位置で手首を3回ひねり、花が揺れる様子を表現する。

次に右45度に体を向け、右虚歩重心左で腰を落とす。左方向と同様に行う。

(3)「風雪交加《フォンシュエチョウチャー》」

体を正面に戻し、左足を横へ大きく開き馬歩になる。手は左手膻中、右手丹田の高さで労宮を向かい合わせにする。

↓左手を掌上向きに返しながら丹田へ下ろす。同時に右手は右45度上方へ上げていく。そこで指を1本ずつ揃えながら手首を回し、その後、掌下向きにして膻中へ。

↓次に逆も行う。左手を回す動きを行う。

↓もう一度、右手を回す動きを行う。ここまでで、右手が膻中の位置で構えた姿勢になる。

次に両手を丹田の位置で掌上向きに構える。

↓右手を右上方（頭上）へ上げる。ここから、Sの字を描くように内・外・内・外と掌がなるべく上向きのまま徐々に下ろして行く。最後に丹田へ戻る。

↓左手も同様に行う（右左1回ずつ）。

次に右方向へ肩の高さで両手を構える（馬歩雲手の形）。右足を後ろへ交差し、左足を横へ出す。交差を2回行い（4歩左に移動したことになる）、手も同時に雲手を2回行う。

↓次に左方向へ手を伸ばし、同様に行う。この動作は、風と雪が激しくなる天候の変化を表現するので、ややスピードを早めに行う。右側から手を下ろして終了。

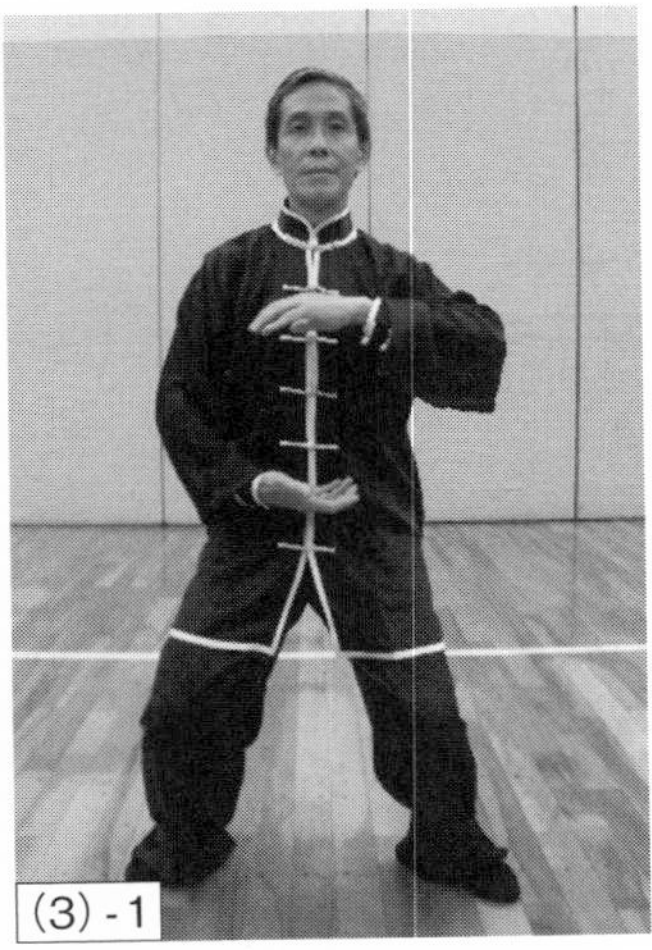
(3)-1

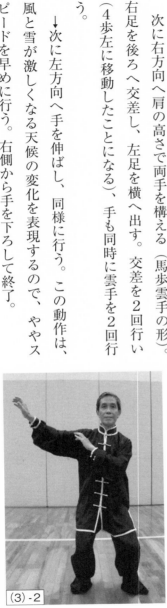

(3)-2

（４）「滋養腎精《ツウヤンサアンチン》」

（１）寒風呼嘯《ハンフォンフーショー》の最初の姿勢になる（腰を反らせながら、両手を頭上まで上げる。掌上向き指先向かい合せ。目線は天を見る。労宮から大宇宙のエネルギーが入るとイメージする）。

↓手を左右へ開き、労宮に大宇宙のエネルギーを受けるイメージで体を３回沈める（下上）。

↓両手を丹田まで下ろしながら、腰が後ろで腹を凹ませ、馬歩の姿勢になる。手は掌上向きで指先を丹田に向ける。

↓姿勢をまっすぐに戻しながら（馬歩のまま）、両手を内から外へ開き腰の横へ掌を上に向け、労宮から大宇宙のエネルギーをもらう。

↓手を後ろへまわし、腎臓を３回たたく。掌の上にある大宇宙のエネルギーと自分の持つエネルギーを腎臓へ入れるイメージで行う。ここまでを１セットとし２セット行う。

（５）「龍騰虎躍《ロンタンフウヨウ》」

左45度に体を向け、龍の進動最後のポーズになる（左足斜め前でかかとを上げる。後ろに重心を掛け体が斜めになる。右手は頭より高く、左手はウエストの位置。指も龍の形に湾曲させる）。

↓頭を下げながら左手を下から前方へ出すように、進動を１回行う。

↓龍のポーズのまま、ここから左後方へ体をひねり、手は龍の躍動の動きを行う。

↓左から正面に体を戻し馬歩になる。腕は肩の高さで馬歩雲手のように右へ伸ばす（ただし、両手とも掌下向き）。

↓立ち上がりながら右から腕をゆっくり下ろす。

↓左方向へ虎の動作を行う〈左足と左手を1周まわす（楕円の形を描く）〉。左足は虚歩で、左手は頭より高くし、手は丸の形で手の中心（労宮）から良い気をもらうイメージをする。左45度に体を向ける。

↓次に重心を左に移動する。右手を体の前で1周まわし、右肩を少し上げてから右手を左肩の前で構え体全体を沈ませる。

↓重心を右に移動させながら、左手を左腿まで下ろす。

↓次に重心を左に変えながら右手は大きく右に円を描き右腿まで下ろす。左手を左脇に上げ、顔は右45度を向く。

↓次に体を左45度に向ける。右手を右脇に上げながら、左手を膝上まで伸ばす（両手で弓を引く雰囲気）。

↓次に手の形は丸形のまま、重心を下げながら右手を下げる。右手は左手より少し上にくるように。

↓指関節を曲げて虎の手形に変える。左足を上げながら、〝哄〟と発声する。左手は頭より上、右手は左肩前に置き、目線は左45度の方向にする。その後、両手と左足を下げる。

続けて右45度に体を向け、龍の進動最後のポーズになる（右足斜め前でかかとを上げる。後ろに重心を掛け体が斜めになる。左手は頭より高く、右手はウエストの位置。指も龍の形に湾曲させる）。左方向と同様に行う。つまり、進動を1回。

↓右後方へ躍動。

↓体正面に戻し左へ肩の高さで腕を伸ばす。馬歩雲手の姿勢。

↓立ち上がりながら両手をゆっくり下ろす。

↓右方向へ虎の動作。

↓手を下ろしまっすぐに立つ。

（6）「精気十足《チンチィスウツオウ》」

左足を後ろへ下げつつ、左手を上げながら、外から内へ顔を払うように腕を動かす。弓歩の姿勢になる。左足・右足・左足・右足と下げながら同様に腕を動かす。

↓次に左足前の弓歩の状態から、左手は頭の高さ、右手は肩の高さで前方へ突き出す。手の形は親指と人差し指が90度に開く形で上下で向かい合っている。

↓次に両手を拳に変え、右手上、左手下で胸の前に構える。

↓左片足立ちになりながら、右足を右斜め後方へ上げる（膝は曲げている）。同時に左手は額の斜め左前へ、右手は右足かかとから10ｃｍくらい上になる。目線は右45度。

↓次に右足を前に出しながら（弓歩になりながら）、右手で顔を払う。右手・左手・右手と顔を払いながら、一歩ずつ前に出る。

↓右足前の弓歩の状態から、右手は頭の高さ、左手は肩の高さで前方へ突き出す。手の形は親指と人差し指が90度に開く形で上下で向かい合っている。

↓次に両手を拳に変え、左手上、右手下で胸の前に構える。

↓右片足立ちになりながら、左足を左斜め後方へ上げる（膝は曲げている）。同時に右手は額の斜め右前へ、左手は左足かかとから10ｃｍくらい上になる。目線は左45度。

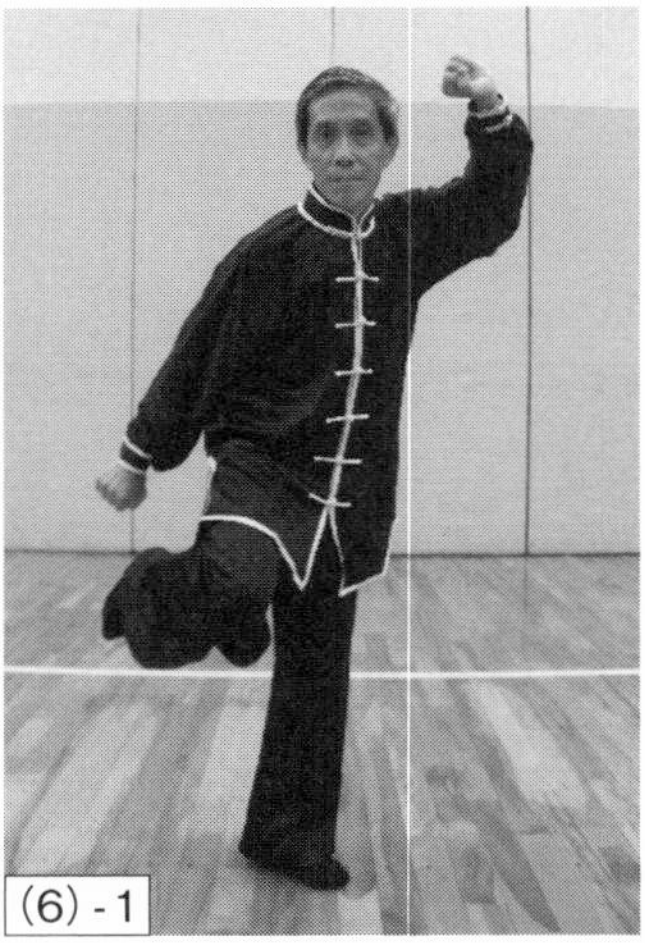
(6)-1

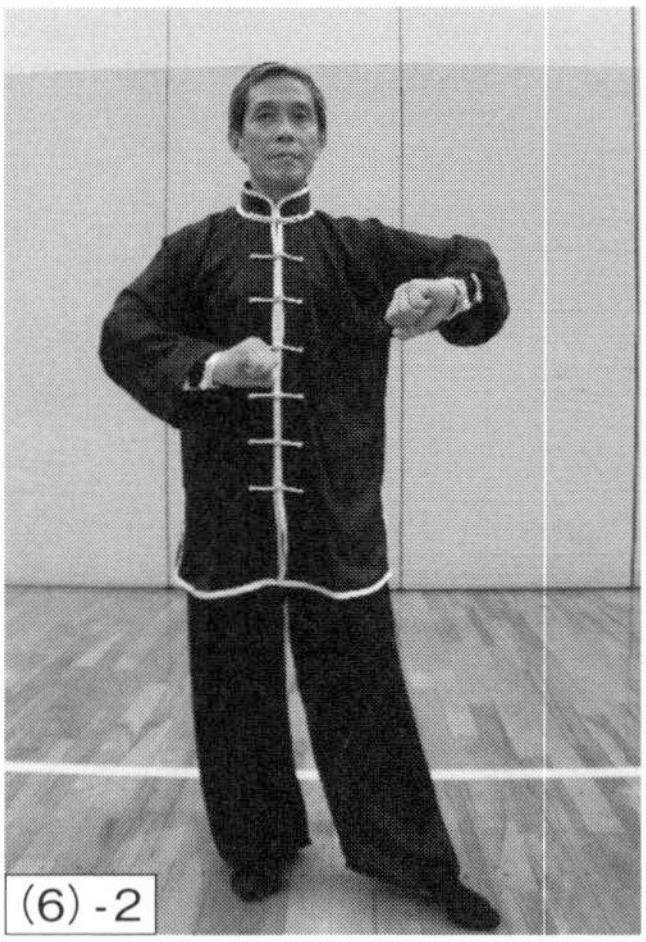
(6)-2

↓左足を下ろして立つ。

次に右足を後ろへ交差し、左足を横へ出す。右手を外から内へ回す。左手・右手・左手と回したら3回目は、手でつかむように拳に変えながら、右手・左手と腰と連動しながら素早くひねる。

↓今度は、左足を後ろへ交差し、右足を横へ出す。同様に、左手から順に回し、3回目は素早くひねる。手を下ろして終了。

第十章　経脈（経絡）、ツボと健康の関係

経絡のこと

経絡とは、全身の気血運行の道です。臓腑や四肢との連絡、さらに身体の内外上下の通り道であり、身体の浄化をおこないます。「経絡」は、経脈と絡脈の総合的な呼称です。経脈を川（本流）とすると絡脈は、その支流にあたります。経脈の「経」は、路径（路：道路、径：小さい道）を意味します。絡脈の「絡」は網絡の意味があります。経脈はほとんどが身体の奥、深部の気血を循環させています。逆に絡脈は身体の浅い部分や表面を流れています。経脈は、一定の規律があり循環の道がありますが、絡脈は、縦横交差して全身を巡ります。この2つは、人体の臓腑・器官・皮膚・筋肉・肉・すじ・骨等の組織をすべてつなげて統一することで、有機的に人体を構成しています。

（1）十二経絡　①分布規律　②表裏関係

経脈と絡脈は、さらに細かい種類に分類されており、これらを「経絡系統」といいます。

経脈は、正経と奇経の2つがあり、正経は十二正経あります。手と足それぞれに三陰三陽正経があります。

1．手の太陰肺経《たいいんはいけい》　2．手の陽明大腸経《ようめいだいちょうけい》　3．足の陽明胃経《ようめいいけい》　4．足の太陰脾経《たいいんひけい》
5．手の少陰心経《しょういんしんけい》　6．手の太陽小腸経《たいようしょうちょうけい》　7．足の太陽膀胱経《たいようぼうこうけい》　8．足の少陰腎経《しょういんじんけい》
9．手の厥陰心包経《けついんしんぽうけい》　10．手の少陽三焦経《しょうようさんしょうけい》　11．足の少陽胆経《しょうようたんけい》　12．足の厥陰肝経《けついんかんけい》

十二経脈は、定点である始点と終点がそれぞれあります。また、流れ方や分布にも一定の規律があります。

（2）奇経八脈

奇経は8本あります。任脈（にんみゃく）、督脈（とくみゃく）、陰維脈（いんいみゃく）、陽維脈（よういみゃく）、冲衝脈（しょうみゃく）、帯脈（たいみゃく）、陰蹺脈（いんきょうみゃく）、陽蹺脈（ようきょうみゃく）で、これらを合わせて奇経八脈（きけいはちみゃく）といいます。

奇経八脈は、十二正経を連絡・調節・統率（ひっぱる）する役割があります。

十二正経は常脈で逆に奇経は不常脈です。

また、十二経脈には、そこから別れた別の経脈があり、「十二経別」といいます。流れる道の始点は、四肢と臓腑の深部から流れて、首周辺の表面へ出ます。十二経別の役割は、十二経脈中の表裏をつなげ、十二経絡とつながっていない部分の補足をします。

(3) 絡脈

絡脈は、経脈の分支です。絡脈には、別絡、浮絡、孫絡があります。

別絡は、絡脈のなかで少し大きな経絡です。十二正経と任脈、督脈にはそれぞれ一つの別絡があります。これに、脾臓の大絡を合わせて「十五別絡」といいます。別絡の重要な効能は、二つの経脈表裏をつなげる役割があります。浮絡は、人体表面部の絡脈です。孫絡は、一番小さい絡脈です。栄養の通り道で悪い気を出す役割があります。

また、十二正経につながるものに「経筋」と「皮部」があります。「十二経筋」は、身体の筋肉の部分で運動をつかさどる働きがあります。「十二皮部」は、十二経脈の活動が現れる（発汗や気の出入りなど）部位であります。

人間は、生きている時は経脈・ツボがあります。例えば、針やお灸は、ツボの場所を行います。ただし、亡くなった後、体を解剖しても、経絡やツボは見つかりません。気は経脈に沿って流れます。気が増えると活発になり、血液もサラサラになります。

経脈（経絡）とツボの関係

経脈を例えると一つの大きな樹木の枝です。例えば、リンゴの木で説明するともっと深く理解できます。リンゴの木にはたくさんの実がなりました。もし、1本の枝が台風によって折れたとします。その結果として、リンゴの折れた尖端には、水分や栄養が届かず、実は大きくなりません。だからこそ、経絡とツボの関係性を説明しています。枝＝経絡、水分・栄養＝気、実＝ツボと考えたとき、これは経絡とツボの関係性をよく表しているのです。

もう一つの例として、山手線に例えてみます。もし新宿駅で事故が起これば40分～1時間止まります。線路＝経絡、駅＝ツボと考えたとき、人体と経脈の関係はとても重要なことが分かります。気功の練習により気はスムーズに流れます。ツボもつまりません。その結果として、体内の五臓六腑がよく働き、免疫力が強くなります。健康寿命も延びます。

気と血液・津液の関係

人体は、約65%~70%の水分でできています（年齢によって違います）。気と血液、津液は密接な関係があり、また人体の三本柱です。これら三つのものは体の健康状態を支えているので、三つのものの調子が崩れれば、人体のバランスも崩れます。だから気、血液、津液は生命力を維持する三本柱なのです。

例えば、血液を湖の水、気を風にたとえて説明します。もし風がなければ、湖の水は平らになりますが、少し風があれば湖には小さな波がたちます。さらに風が大きく吹けば、湖の波も大きくなります。風の作用で湖の水は動きます。これを推動作用といいます。気は血液を動かしサラサラにします。

もう一つ「ポンプ」に例えて説明します。ポンプはスイッチを押さないと動きません。もちろんポンプの中には油も必要です。ポンプが動く原動力は電流ですが、すべてスイッチを押さなければ動きません。この電流を気に例えると、油は血液と津液になります。ポンプを長く使って、油も取り替えなければ、ポンプの部品は老化します。摩擦音も出るようになります。ひどくなるとポンプが燃える可能性もあります。このときポンプは人間の体に例えられます。ながく良い状態でポンプを使うためには人体において健康管理が大切です。気と津液をなるべく増やし、血液をなるべくきれいにすること、そうすれば人間はますます健康になります。

経脈ツボの理論によって、気功療法で人間の病気の改善ができます

約１８６０年前の昔、中国では西洋医学がまだ取り入れられておりませんでした。すべて中医学で行っておりました。現在の中医学の中では、内科、婦人科、小児科、精神科、皮膚科など、西洋医学に似ているところがあります。だから経絡とツボは今の現代の先生はこの理論に基づいて、一部の難しい症状も改善できます。気功療法は難しい症状も改善できるメリットがあります。中医学は免疫力を高めるなど基から治す療法が行われます。

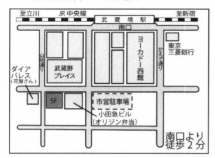

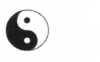

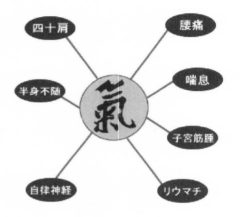

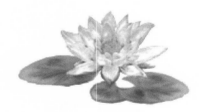

体育館教室

講座名：健康気功法
所在地：武蔵野市吉祥寺北町 5-11-20（剣道場）
※市民会館になる可能性もあり
連絡先：**0422-31-2030**（中国少林気功センター）
時間帯：毎週土曜日 15:30〜17:00
入会金 3,000 円 月謝（月 4 回）8,000 円 70 歳以上割引

市民会館教室

講座名：健康気功法
所在地：武蔵野市境 2-3-7
連絡先：**0422-31-2030**（中国少林気功センター）
時間帯：毎週火曜日
10:00〜11:30（初級・中級）、10:00〜11:30（上級・高級）
入会金 3,000 円 月謝（月 4 回）8,000 円 70 歳以上割引

ヨーカドー教室

講座名：健康気功法
所在地：イトーヨーカドー武蔵境店西館 5 F
武蔵境駅南口改札口前
連絡先：**0422-31-4114**
時間帯：毎週水曜日 19:20〜20:35

読売日本テレビ文化センター八王子教室

講座名：沈立君の健康気功法
所在地：八王子市旭町 1-1 八王子駅ビル NOW10F
連絡先：**0426-22-6211**
時間帯：毎週月曜日 13:30〜15:00

読売日本テレビ文化センター錦糸町教室

講座名：沈立君の健康気功法
所在地：墨田区江東橋 3-14-5 錦糸町駅ビル「テルミナ」6F
連絡先：**03-5625-2131**
時間帯：毎週土曜日
10:00〜11:20（初級・中級）
11:30〜12:50（上級）
11:30〜12:50（高級）第 1・3 土のみ

相模湖教室

講座名：健康気功法
所在地：相模湖公民館
（相模湖駅から徒歩 1 分）
連絡先：**0422-31-2030**（中国少林気功センター）
時間帯：第 1・2・3 木曜日 13:30〜15:00

気功教室の風景

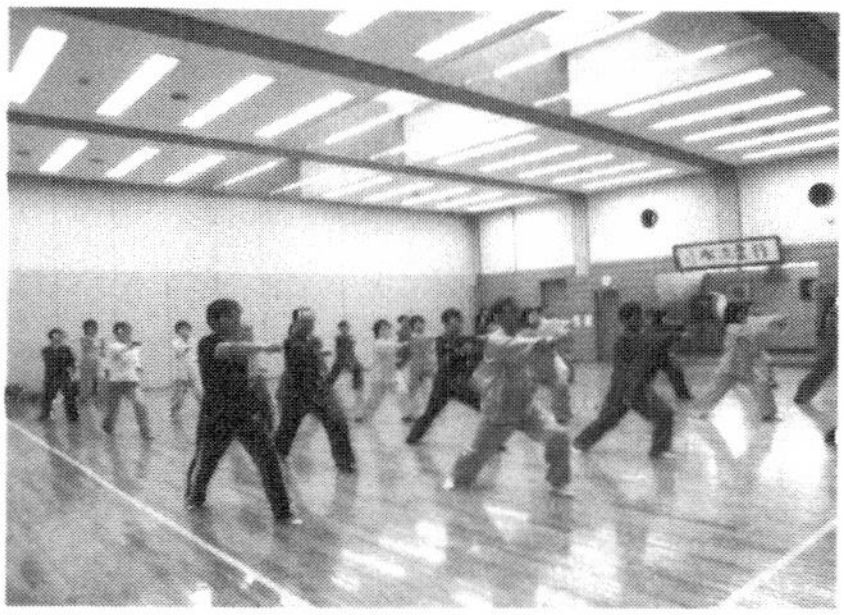

野外の風景

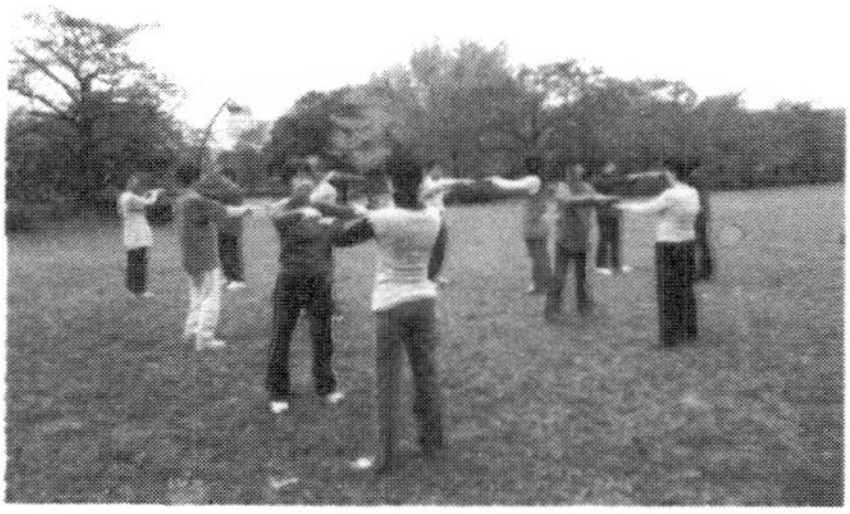

気功教室の風景

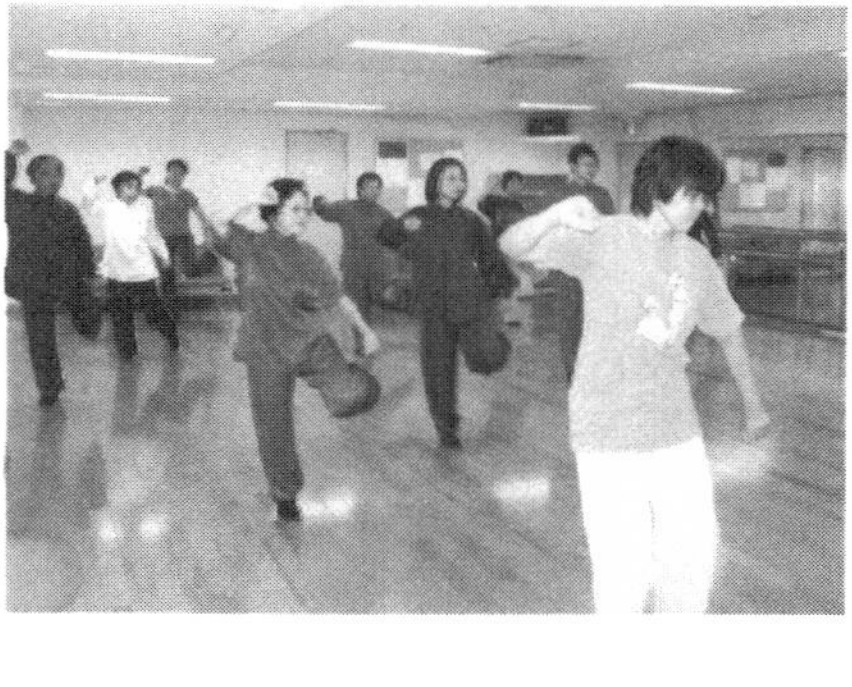

著者プロフィール

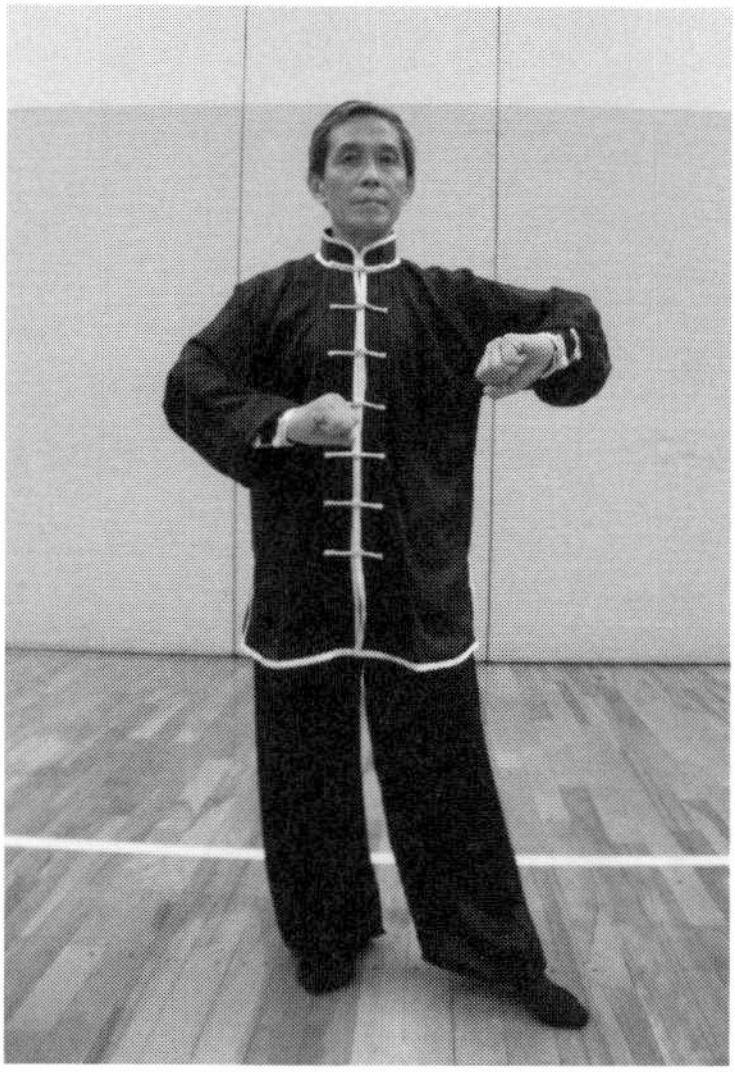

沈立君（チンリックン）

1946年、中国上海市生まれ。

7才から中国の少林武術・太極拳・気功法など、それぞれの名人より秘伝法を受け継ぐ。

上海医薬工業大学卒業後、上海中医大学気功・推拿などを学ぶ。

1988年、日中気功交流などのために来日。東京神田神保町で日中友好武術・気功学院で気功講師として活動する。

1993年、武蔵野市在住の外国人として初の気功分野の法人会社「少林商事有限会社」を設立し、その当時気功健康法として「日本テレビ読売文化センター八王子・大森・自由が丘・錦糸町」など8か所のセンターで「中国医療気功法」の指導にあたる。

2000年チベットにて、密教の修行及び現地小学校への設備資金援助などさまざまな活動を行う。又、これまでにアメリカ・サンフランシスコ、ロシア・モスクワなど世界気功学会での論文発表・気功出演・講演会・気功交流の活動をし、2012年中国北京の世界医薬気功で創作の気功「気流気功」は優秀賞を受賞。

日本の多くのテレビ番組に出演。現在も気功療法と6つの気功教室を運営し、数万人の難病患者さんの苦しみ生徒さんの不調の治療にあたる。併せて、遠隔療法も継続する。現在気功教室で活動したい指導員を養成して、気功療術士の指導に専念する。

中国少林気功センター　理事長兼院長
中国少林気功協会　会長
世界医学気功学会　常務理事
よみうり文化センター　気功講師

中国少林気功センター
〒180-0023
東京都武蔵野市境南町2-8-17　サンライズビルアキモト503室
TEL：0422(31)2030
http://www.shinkoukikou.jp/

健康と未来は気功で変わる

2024 年 3 月 9 日　第 1 刷発行

著　者　　　沈　立君

発行人　　　大杉　剛
発行所　　　株式会社 風詠社
　　　　　　〒 553-0001　大阪市福島区海老江 5-2-2 大拓ビル 5 - 7 階
　　　　　　Tel 06（6136）8657　https://fueisha.com/
発売元　　　株式会社 星雲社（共同出版社・流通責任出版社）
　　　　　　〒 112-0005　東京都文京区水道 1-3-30
　　　　　　Tel 03（3868）3275
印刷・製本　シナノ印刷株式会社

ISBN978-4-434-33556-3 C0077